旬食之味

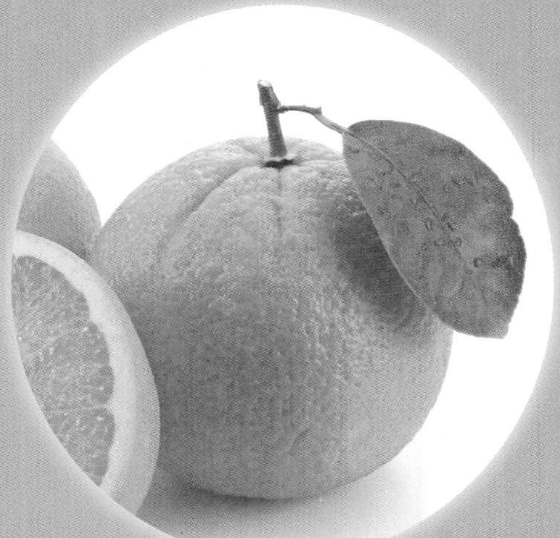

宜食之選

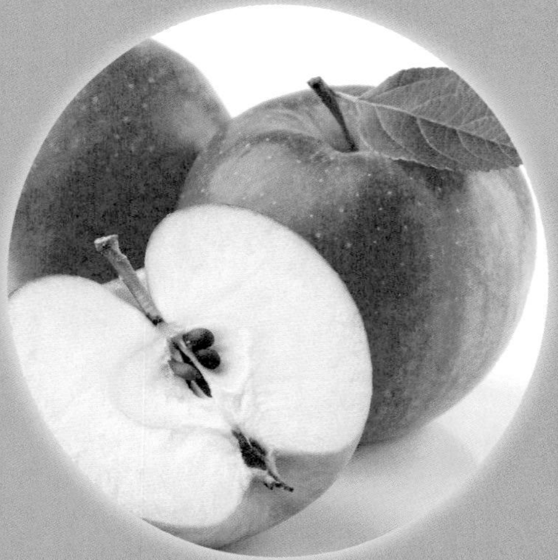

當食之要

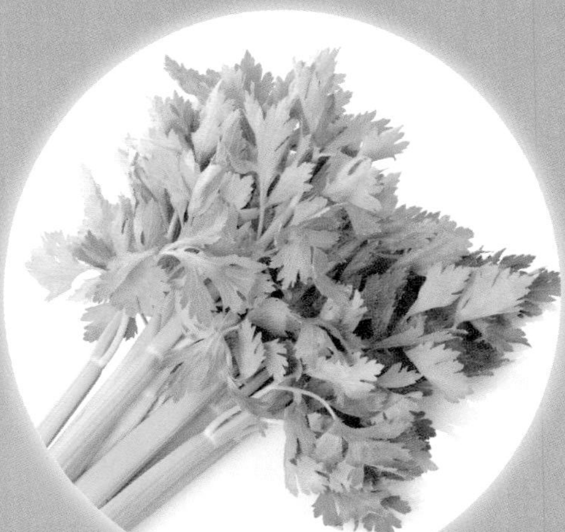

旬食之味

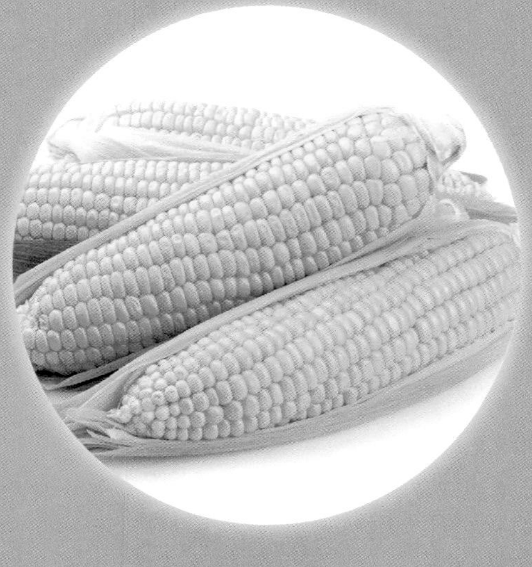

好食配

旬食·宜食·當食

本書內容是主編與編輯團隊多年來行醫與研究的精華彙集，融合了現代的科學知識與中華傳統的醫學智慧，其內容普遍適用於一般社會大眾；但由於個人體質多少有些互異，若在參閱、採用本書的建議後仍未能獲得改善或仍有所疑慮，建議您還是向專科醫師諮詢，才能為您的健康做好最佳的把關。

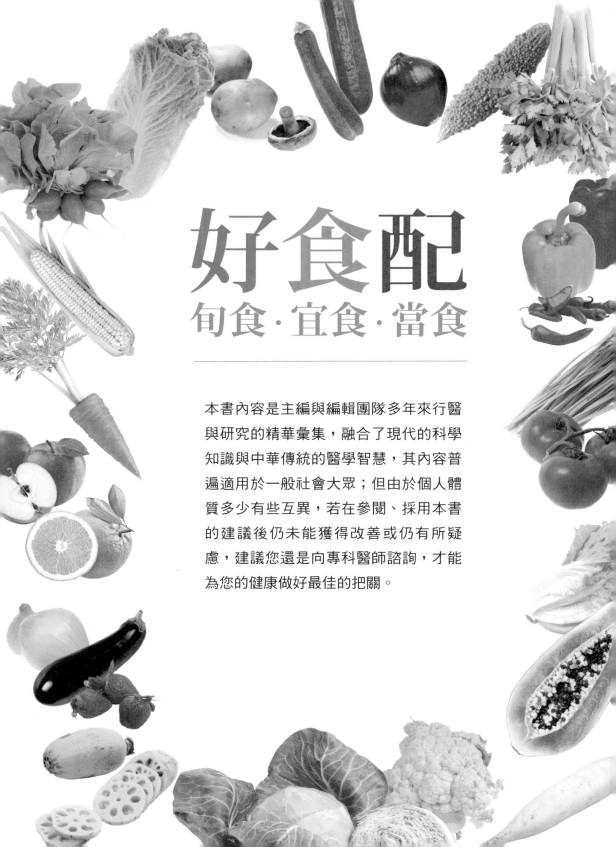

好食配

旬食·宜食·當食

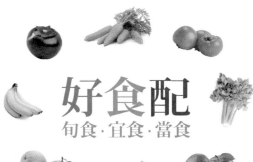

前言

去醫院看病時常能聽到有人這樣問醫生：「我應該吃些什麼，又有哪些東西不能吃？」這就是所謂的飲食宜忌。飲食宜忌大致包括兩個範疇：一是生病時宜吃哪些食物，不宜吃哪些食物；二是根據體質、季節、食物的性味及營養等來正確選用和合理搭配食物。

合理、正確的搭配飲食，有益身體健康，相反，不合理的搭配可能會影響健康。比如豆腐和苦瓜等含草酸的食物搭配在一起吃，會影響豆腐中鈣的吸收；一個人如果是容易上火的體質，就應該吃些清熱去火的食物，如果不忌口，仍吃一些容易上火的食物，就會引發或加重上火症狀。

現在，人們的生活水準提高了，但是患糖尿病、高血壓等慢性疾病的人卻多起來，這跟飲食有很大的關係，與不知道飲食中的宜與忌及食物間合理搭配關係密切。為此，我們特別編撰了這本《好食配：旬食・宜食・當食》，以餉讀者。

全書共分四章，第一章〈因食施膳的美味營養指南〉，適宜搭配的食物與不適宜搭配的食物一目了然；第二章〈因人而異的營養補充指南〉，介紹了不同階段、職業、體質者的飲食宜忌；第三章〈對症飲食的健康調養指南〉，生病時宜吃什麼、不宜吃什麼在這裡都能找到答案；第四章〈因時施膳的四季飲食指南〉，告訴您每個季節應該吃什麼、不應該吃什麼，以及怎麼吃；此外，附錄還超值附送「攝取營養素的搭配指南」、「食物與藥物的搭配禁忌」。

願本書能成為您家庭飲食搭配的參考書及膳食指南，安排好家人的一日三餐，讓家人吃好喝好、身體健康！

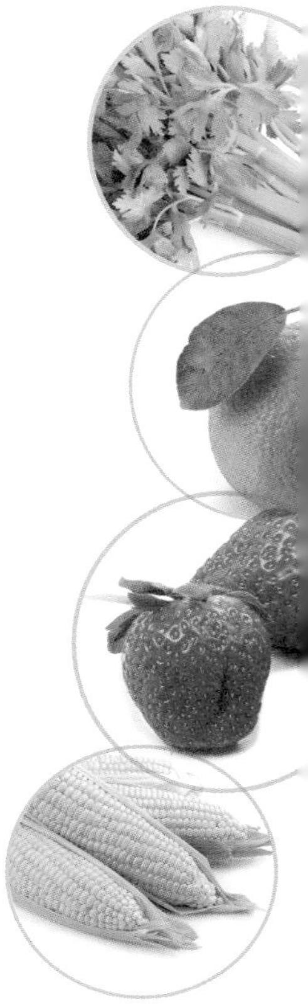

目錄

第一章　因食施膳的美味營養指南

　　合理、正確的飲食搭配有益於身體健康，相反地，不合理的搭配則可能會影響身體健康。比如豆腐和玉米搭配在一起吃，其營養價值勝過牛肉；而豆腐和苦瓜等含草酸的食物搭配在一起吃，則會影響豆腐中鈣的吸收。參考本節內容來做好食物的搭配，會讓自己和家人吃得更健康！

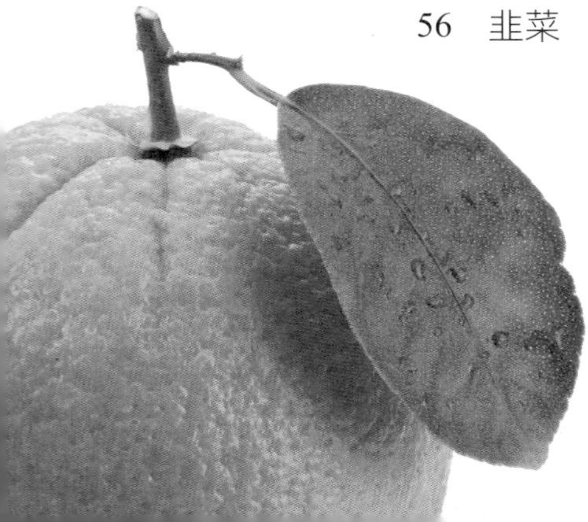

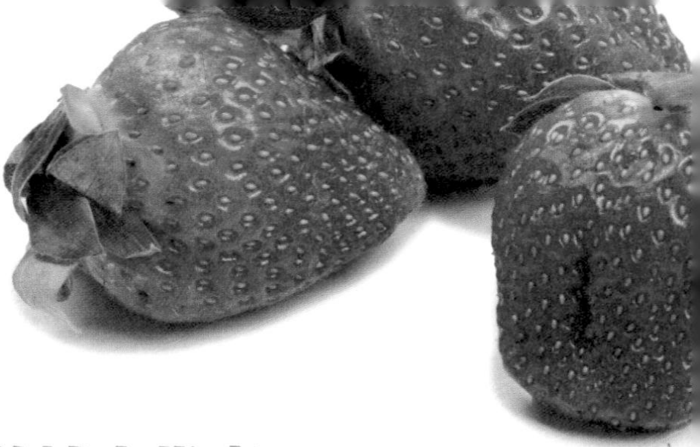

第二章　因人而異的營養補充指南

中醫講究「因人施膳」，即各類人群的飲食並不是一個模式，應提倡飲食保健個人化。比如容易上火的體質，就應該吃些清熱去火的食物，如果不忌口，仍吃一些容易上火的食物，就會引發上火或加重上火症狀，造成口唇起泡、咽痛等不適。所以，不同人群的飲食應有所區別，這樣才有益於每個人的身體健康！

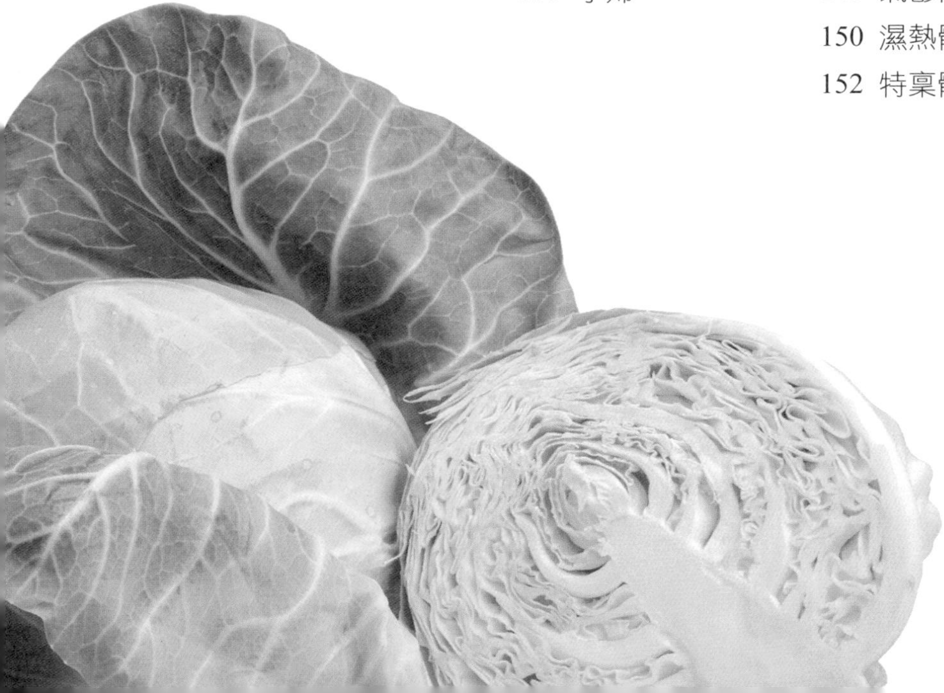

第三章　對症飲食的健康調養指南

人生病時更要安排好自己的飲食，宜吃什麼、不宜吃什麼，心中一定要有數。比如感冒發燒時就不要多吃高蛋白質食物，因為蛋白質在體內分解後會產生一定的額外熱量，加劇發熱症狀，延長發熱時間；同時，飲食上葷菜量也應減少，口味清淡，這樣退燒才快！還想知道患其他常見病時的飲食宜忌，趕快翻開本章內容尋找答案吧！

第四章　因時施膳的四季飲食指南

中醫講究「因時施膳」，意思是說我們的飲食要隨四季變化而變。比如春天是陽氣生發的季節，人容易肝火旺盛，就應該吃些味甘性平的食物，方能養肝護肝，如果吃太多酸味食物，則會使肝火更旺，出現易怒、加重乳腺增生等狀況。所以，飲食應順應季節的變化，按時令進食，才能達到飲食養生的目的。

附錄

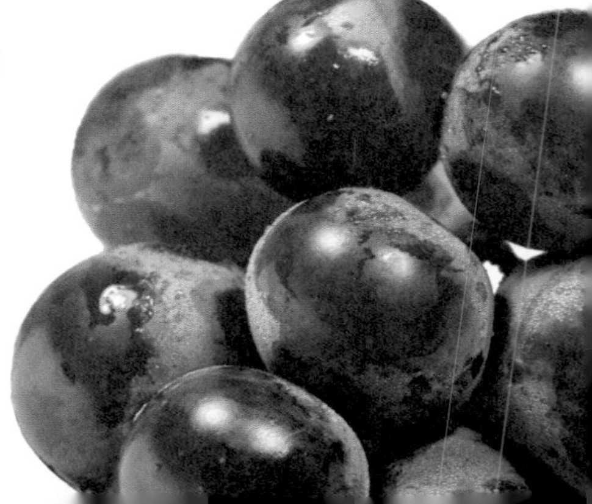

第一章

因食施膳的美味營養指南

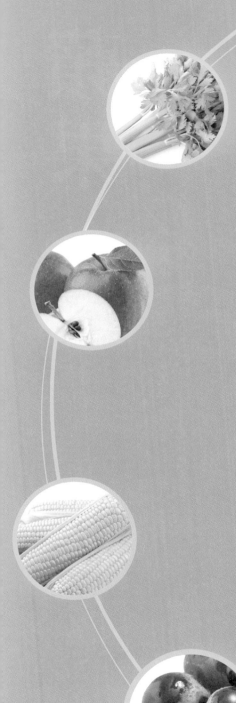

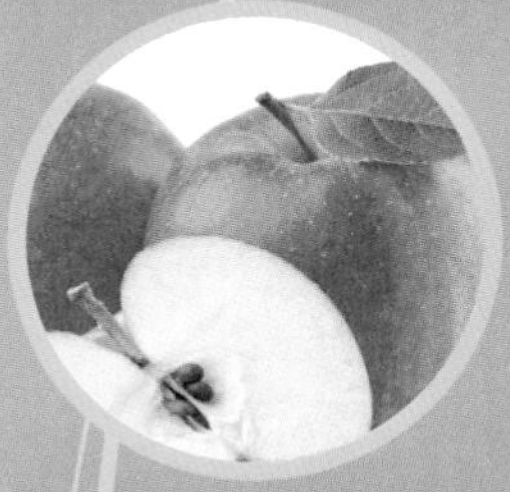

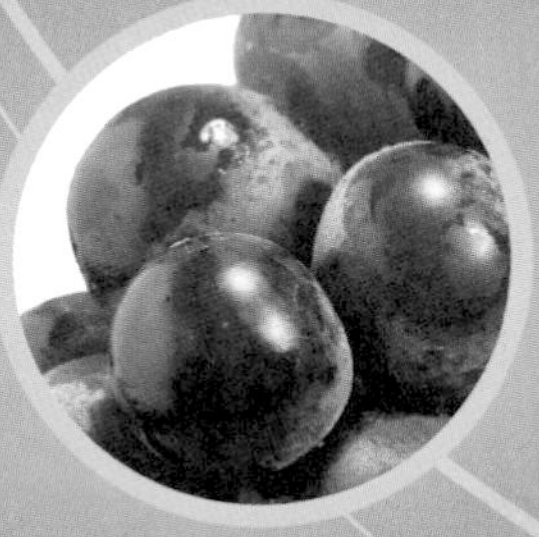

合理、正確的飲食搭配有益於身體健康，相反地，不合理的搭配則可能會影響身體健康。比如豆腐和玉米搭配在一起吃，其營養價值勝過牛肉；而豆腐和苦瓜等含草酸的食物搭配在一起吃，則會影響豆腐中鈣的吸收。參考本節內容來做好食物搭配，會讓自己和家人吃得更健康！

蘋果 APPLE

性涼，味甘、微酸，歸脾、肺經。含糖類、維他命A、維他命C、胡蘿蔔素、果酸及鐵、磷、鉀、鎂、硒、膳食纖維等。適合便秘、腸胃不好者、高血壓患者、癌症患者、貧血者食用，但糖尿病患者與脾胃虛弱者不宜多食。

防止疲勞、延緩衰老

蘋果中的果酸可中和人體內的酸性物質，不僅能防止疲勞，還能促使疲勞消失。另外，其所含果酸和維他命，能使皮膚細膩、潤澤，延緩老年斑的出現。

防治癌症

蘋果富含細纖維素及維他命C，可刺激消化系統蠕動，協助人體順利排出廢物，同時還能抑制亞硝胺的形成，促進抗體生成，增強細胞吞噬功能，提高身體抗病毒和抗癌能力。

降低膽固醇

蘋果中的膠質和微量元素鉻能保持血糖穩定，有效降低膽固醇。

絕配

預防鉛中毒　香蕉

潤肺止咳　銀耳

忌配

易致腹瀉　鵝肉

引起腹痛　海鮮

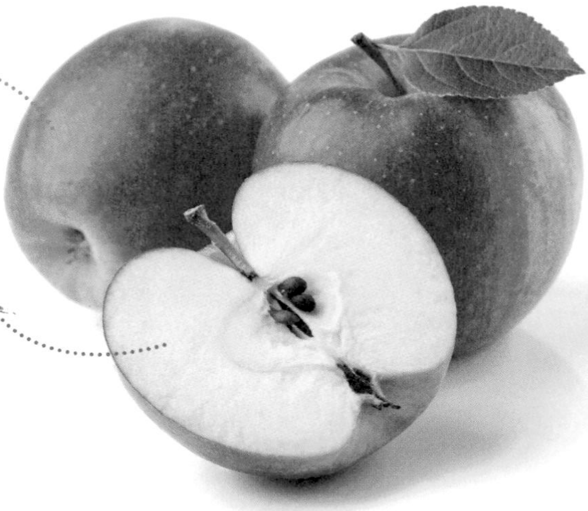

TIPS

1 新鮮蘋果色澤美觀、口感鬆脆；成熟的蘋果有一定的果香味，果肉質地緊密。

2 在果皮表面用指腹輕輕按壓，出現凹陷的是過熟的蘋果。

3 蘋果放在陰涼處能保鮮7～10天，如果裝進塑膠袋並放進冰箱冷藏，能保鮮更長時間。

4 將新鮮的蘋果皮放在變黑的鋁鍋中，加水煮沸15分鐘，再用清水沖洗，能使鋁鍋光亮如新。

5 蘋果宜在飯前1小時或飯後2小時吃，飯後立即吃蘋果，不但不利於消化，還會造成脹氣和便秘。在睡前吃蘋果能消除口腔內的細菌。

6 蘋果含有多種發酵糖類物質，對牙齒有較強的腐蝕性，食用後若不漱口，口腔中的蘋果殘渣易造成齲齒，因此，吃完蘋果後要漱口或刷牙。

美味健康食譜

Recipe

銀耳蘋果羹

材料 蘋果1顆、乾銀耳1朵。

調味 冰糖、太白粉水各適量。

做法

❶乾銀耳用清水泡發，擇洗乾淨後撕成小朵；蘋果洗淨，去蒂和皮，除核，切小塊。

❷湯鍋置火上，放入銀耳和沒過銀耳的清水煮至湯汁黏稠，加蘋果塊略煮，加冰糖煮至溶化，加少許太白粉水勾芡即可。

秘訣 蘋果宜現煮現切，不然容易氧化變黑，煮好的羹湯汁顏色不好。

香蕉 BANANA

性寒，味甘，歸肺、大腸經。含糖類、維他命B6、維他命C及鉀、鎂、膳食纖維等。一般皆可食用，尤其適合痔瘡、胃潰瘍、便秘、高血壓、動脈硬化患者，但易腹瀉者及腎炎、糖尿病患者不宜。

健胃、潤腸通便

香蕉能緩和胃酸刺激，增強胃壁的抗酸能力，保護胃黏膜並改善胃潰瘍。另外還可以清腸熱、潤腸通便，是習慣性便秘患者的食療佳果。

降血壓

香蕉富含能降低血壓的鉀元素，有抵制鈉離子升高血壓及損壞血管的作用。

舒緩心情

香蕉中含有豐富的色胺酸，這種物質能夠刺激神經系統，給人帶來愉快感，心情不好的時候吃根香蕉，有助於找回原來的好心情。

忌配

火腿	產生有毒物質
牛奶	影響牛奶中蛋白質的消化吸收
芋頭	致腹脹、胃部不適
地瓜	易致腹脹

絕配

燕麥	改善睡眠
馬鈴薯	預防結腸癌
冰糖	潤腸通便、止咳生津
桃子	潤喉、增加食慾
銀耳	養陰潤肺、生津整腸
蜂蜜	美容養顏

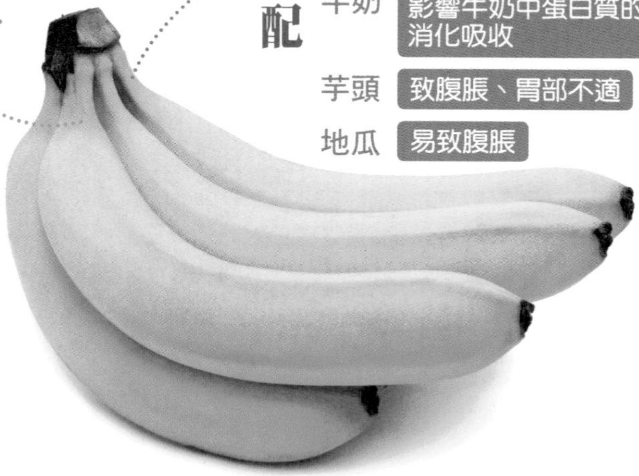

TIPS

1 優質香蕉果形端正，無病斑，無蟲疤，無創傷；果皮呈鮮黃或青黃色，果皮易剝離；果實豐滿，口感柔軟糯滑，香甜適口，不澀口。

2 把香蕉放入乾淨的塑膠袋中，再放入1～2顆蘋果，擠出袋內空氣，紮緊袋口，放在陰涼、乾燥處，能使香蕉保鮮一週左右。

3 空腹不宜吃香蕉，因為香蕉中含有較多的鎂元素，空腹吃會使鎂驟然升高而破壞血液中的鈣鎂平衡，對心血管產生抑制作用，影響身體健康。

4 吃完香蕉以後，用香蕉皮內側、貼果肉的那面擦皮鞋，可使皮面潔淨、光亮。

美味健康食譜

Recipe

香蕉燕麥粥

材料 香蕉1根、白米20克、燕麥片30克、牛奶100毫升、冰糖適量。

做法

❶香蕉去皮，切丁；白米和燕麥淘洗乾淨。

❷鍋置火上，倒入適量清水燒開，下入白米和燕麥煮至米粒和燕麥熟透，加入冰糖煮至溶化，離火，加入香蕉丁，倒入牛奶攪拌均勻即可。

橘子 ORAGNE

性涼，味甘、酸，歸肺、胃經。含糖類、維他命B群、維他命C、胡蘿蔔素、蘋果酸、檸檬酸及鈣、磷、鉀、鎂等。一般均可食用，尤其適合高血壓、冠心病、心腦血管患者，但風寒咳嗽、胃潰瘍、泌尿系統結石患者不宜。

止咳平喘

橘子能增加呼吸道黏膜分泌物，有利於排出痰液，發揮止咳平喘、去痰的作用。

醒酒、止渴

橘子味道酸甜，富含水分及多種維他命，能生津止渴、除煩醒酒。

降血壓

橘子所含有的維他命C和鉀對周圍血管具有明顯的擴張作用，能夠發揮降壓效果。

絕配

核桃　預防貧血、增強體力

橙子　預防感冒、增強免疫力

忌配

螃蟹　導致胃痛

牛奶　影響牛奶中蛋白質的吸收

TIPS

1. 橘子應選色澤鮮豔自然，局部微帶綠色，果形端正，沒有明顯病害、蟲害和裂口的。
2. 橘子一次不宜食用過多，不然易導致皮膚黃斑、目赤、牙痛、痔瘡等症。

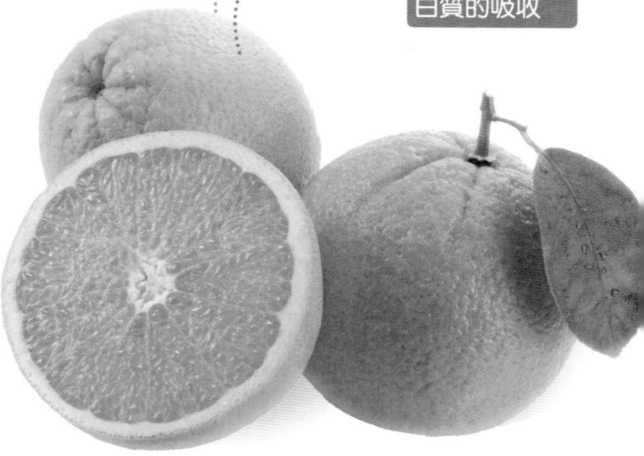

葡萄 GRAPE

性平，味甘、酸，歸肺、脾、腎經。含糖類、草酸、檸檬酸、蘋果酸、維他命B群、維他命C及鈣、鉀、磷等。一般均可食用，尤其適合腎炎、貧血、高血壓、水腫患者及兒童、孕婦，但脾胃虛弱的人及糖尿病患者不宜。

抗衰老

葡萄所含的類黃酮是一種強力抗氧化劑，可清除體內自由基，防衰老。

防癌抗癌

葡萄中的白藜蘆醇可防止健康細胞癌變，阻止癌細胞擴散。

絕配

枸杞　補血、養肝

糯米　預防感冒、增強免疫力

忌配

人參　引起身體不適

牛奶　引起腹瀉

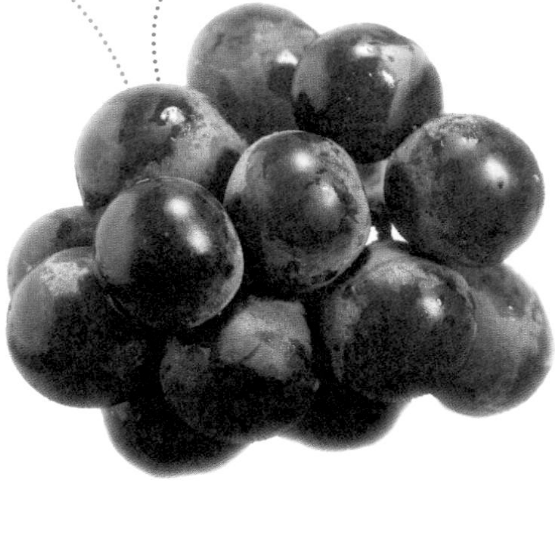

TIPS

1. 葡萄應選枝梗新鮮牢固，果粒飽滿，青籽和癟籽較少，外有白霜，用手輕輕提起葡萄粒時，果粒牢固，不易脫落的。
2. 吃葡萄後不要馬上喝水，不然容易拉肚子。

桃子
PEACH

性溫，味甘、酸，歸胃、大腸經。含果糖、維他命C及鐵、鉀、磷、鎂、膳食纖維等。一般均可食用，尤其適合缺鐵性貧血、高血壓、水腫患者和氣血虧損、心悸氣短的人，但胃腸功能不良者不宜。

預防貧血

桃子含豐富的鐵，具有促進血紅蛋白再生的能力，有助於預防貧血。

活血化瘀

桃子能活血化瘀，對閉經、跌打損傷等可發揮一定的食療效果。

絕配

牛奶　滋養皮膚

葡萄柚　預防貧血、使臉色紅潤

忌配

火腿　易腹瀉和腹脹

白酒　上火

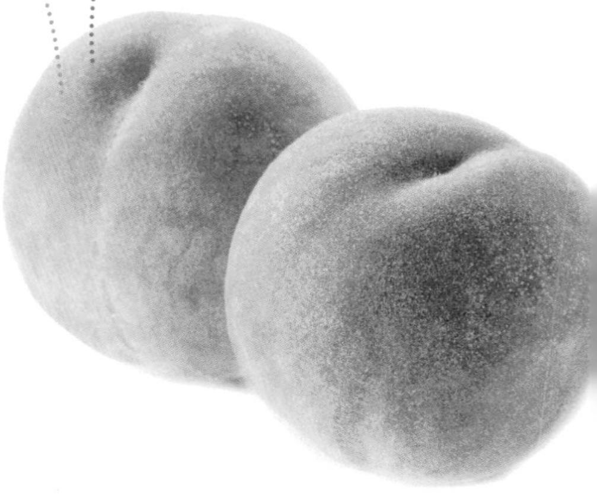

TIPS

1. 準備存放的桃子不要用水洗，逐個用軟紙包裹，然後裝進塑膠袋中送入冰箱冷藏，能保鮮一週左右，而且不會變軟。
2. 桃子在食用前宜將桃毛洗淨，以免刺入皮膚，引起皮疹，或吸入呼吸道內，引起咽喉刺癢及咳嗽等。

鳳梨

PINEAPPLE

性平，味甘、微酸，歸胃、腎經。含糖類、維他命C、維他命B3及鈣、鐵、鎂、膳食纖維等。一般皆可食用，但發燒、濕疹、潰瘍病患者及凝血功能障礙者不宜多吃。

利尿

鳳梨中所含的糖、鹽類及酶有利尿的作用。

預防心腦血管疾病

常吃鳳梨能降低血液黏稠度，發揮抗血栓的作用，預防心腦血管疾病。

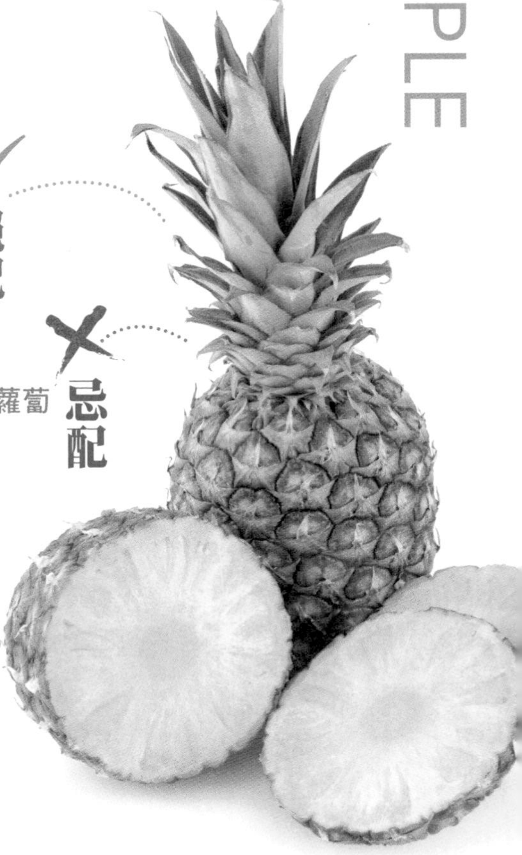

絕配

豬肉　促進豬肉中蛋白質的消化吸收

雞蛋　美白皮膚、消除疲勞

忌配

紅蘿蔔　影響甲狀腺功能

蝦　易腸胃不適

TIPS

1. 鳳梨應選外觀呈圓柱形或兩頭稍尖的卵圓形，芽眼數量少，表皮呈淡黃色或亮黃色，兩端略帶青綠色，透過外皮稍能聞到果香味的。
2. 鳳梨不宜放進冰箱冷藏，不然會降低風味，宜放在陰涼、通風、避光的地方。

荔枝 LYCHEE

性溫，味甘、酸，歸心、脾、肝經。含糖分、維他命A、維他命C及磷、鎂、鐵、膳食纖維等。一般均可食用，尤其是產婦、體質虛弱、貧血、口臭者，但糖尿病、牙齦腫痛、鼻出血患者不宜食用，易上火人群也不宜多吃。

增強免疫力

荔枝豐富的維他命C和蛋白質有助於增強身體免疫力，提高抗病能力。

健腦

荔枝對大腦有補養作用，可明顯改善失眠、健忘、精神疲勞等症。

滋潤肌膚

荔枝能促進血液循環，防止雀斑生成，令肌膚光滑。

忌配

- 黃瓜　影響維他命C的吸收
- 豬肝　降低豬肝的營養吸收率

絕配

- 豬肉　健脾、美容、養顏
- 雞蛋　補充充足的能量

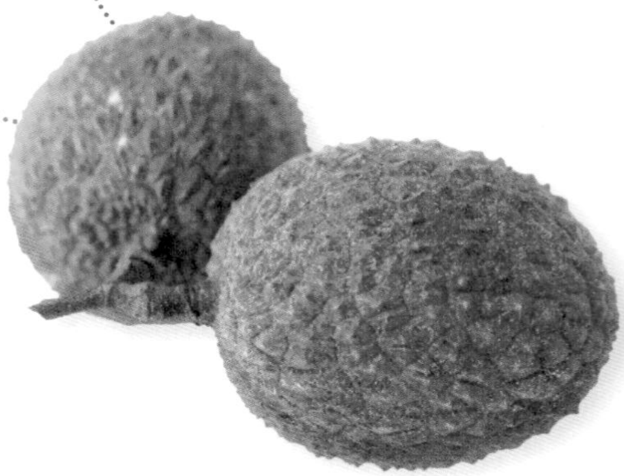

TIPS

1. 新鮮荔枝的顏色鮮豔，放在手裡輕捏，好的荔枝手感應該富有彈性。
2. 將荔枝裝入塑膠袋後浸泡在冷水中，一週內其色、香、味可保持不變。

芒果 MANGO

性涼，味甘、酸，歸肺、脾、胃經。含糖類、維他命B2、維他命B6、維他命C、胡蘿蔔素及鐵、鉀、鎂、硒、膳食纖維等。一般均可食用，尤其適合口渴咽乾的人和高血壓、動脈硬化患者，但皮膚病、糖尿病患者和過敏體質的人不宜。

止暈、止嘔

暈車、暈船時吃上一個芒果，能發揮止暈、止嘔的作用。

預防心血管疾病

芒果含維他命C能降低膽固醇和三酸甘油酯，預防心血管疾病。

絕配

牛奶　保護眼睛、強壯身體抗衰老

雞肉　補脾胃、益氣血、生津液

忌配

大蒜　傷腎

蜂蜜　導致腹瀉

TIPS

1. 質量好的芒果飽滿、圓潤，手感不軟不硬，表皮黃中帶有些許紅潤、沒有斑點和皺起，果香味濃郁。
2. 可在芒果表皮噴點水後裝進保鮮袋中，紮緊袋口，放入冰箱冷藏，能保鮮5天左右。
3. 芒果一次不要吃太多，否則不但易使皮膚顏色發黃，而且會影響腎臟健康。

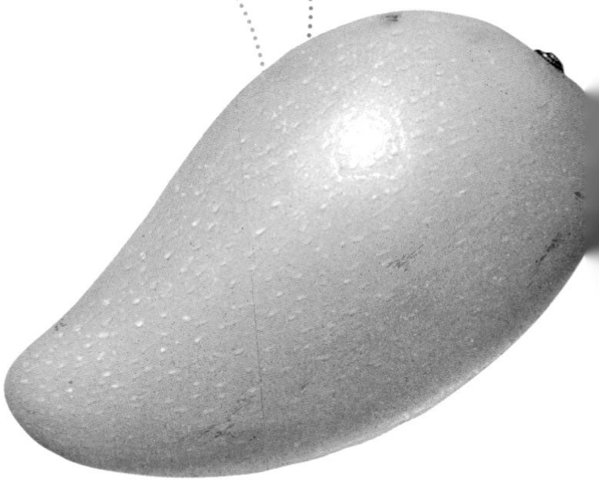

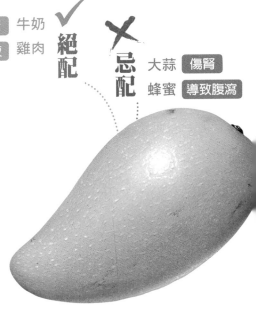

西瓜 WATERMELON

性寒，味甘，歸心、胃、膀胱經。含果糖、葡萄糖、維他命B群、維他命C及磷、鉀、鎂、膳食纖維等。一般皆可食用，尤其適合高血壓患者及醉酒、煩渴的人，但身體虛弱、脾胃虛寒、腹瀉者不宜。

清熱解暑、利尿

西瓜中含有大量水分，具有清熱解暑、除煩止渴的作用。而其所含的瓜氨酸和精胺酸具有利尿作用，能消除腎臟炎症。

除皺抗衰

西瓜汁與瓜皮能增加皮膚彈性，減少皺紋。

降血壓

西瓜中含豐富的鉀，有降血壓的作用。

✓ 絕配

綠豆	清熱解暑
瘦豬肉	促進肉中鐵的吸收
薄荷	生津止渴、提神醒腦
紅蘿蔔	改善皮膚乾燥和粗糙

✗ 忌配

粽子	造成腹痛和腹瀉
海鮮	影響西瓜中維他命C的吸收
酒	破壞西瓜中的營養

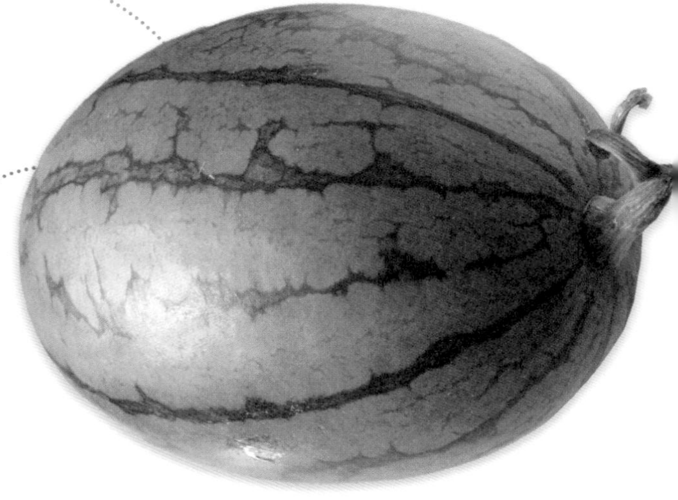

TIPS

1. 西瓜應選瓜皮顏色比較綠，色澤比較深的；瓜蒂、瓜臍收得緊密，略為縮入的；用手摸瓜皮，表面不是光滑的，而是凹凸不平的；用手輕拍西瓜，聲脆的是不成熟的，發出聲音比較沉悶的是成熟的。

2. 沒切開的西瓜不要水洗，放在陰涼通風處能保鮮4～5天；切開的西瓜應在切面上罩上保鮮膜，放入冰箱冷藏，能保鮮2～3天。

3. 西瓜性涼，體質虛弱、脾胃虛寒、月經過多、慢性胃炎及年老體邁者應少吃或不吃。

4. 不宜吃冰鎮時間過久的西瓜，不然會傷脾胃，引發疾病。

5. 用西瓜皮來回擦拭鍋蓋，即可除去鍋蓋上的油汙，這是因為西瓜皮中的粗脂肪具有類似肥皂中的去油成分，具有清潔作用。

美味健康食譜

Recipe

綠豆西瓜粥

材料 西瓜皮、白米各50克，綠豆25克。

做法

❶綠豆淘洗乾淨，用清水浸泡4～6小時；削去西瓜皮的外皮，片去紅瓤，洗淨，切丁；白米淘洗乾淨。

❷鍋置火上，加適量清水煮沸，倒入白米和綠豆，煮至白米和綠豆熟爛的稀粥，放入西瓜丁煮5分鐘即可。

秘訣 用浸泡綠豆的水煮粥可較好地保存綠豆的營養。

梨子 PEAR

性涼，味甘、微酸，歸肺、胃經。含果糖、維他命B群、維他命C、蘋果酸、檸檬酸及鉀、膳食纖維等。一般人皆可食用，尤其適合咳嗽口乾、便秘、高血壓、心臟病、肝硬化患者，但慢性腸炎患者及脾胃虛弱、風寒咳嗽的人不宜。

護膚

梨子富含維他命C，對維持皮膚光澤與彈性以及促進傷口癒合有益。

去痰止咳

梨子所含的糖苷及鞣酸，能去痰止咳，對咽喉有養護作用。

促進消化

梨子富含果膠，有助於消化，促進大便排泄。

保護肝臟

梨子含有較多的糖類和多種維他命，易被人體吸收，對肝臟有保護作用。

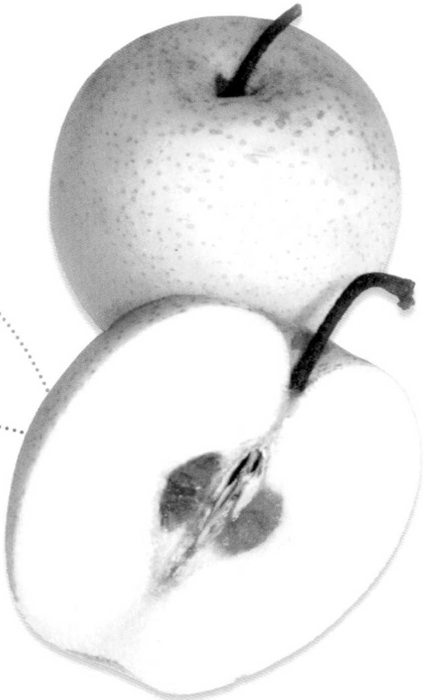

絕配

銀耳	滋陰、潤燥、去肺火
蜂蜜	緩解咳嗽
冰糖	清熱化痰、潤肺止咳
橙子	潤膚、美白

忌配

白蘿蔔	誘發甲狀腺腫
鵝肉	傷腎
地瓜	易致腸胃不適
羊肉	易致消化不良

TIPS

1. 應挑選梨果新鮮飽滿，果形端正，表面光滑，皮色白嫩，花臍處凹坑深。
2. 取盛器，倒入1,000毫升水，倒入1克小蘇打（碳酸氫鈉）攪拌至溶解，將梨子浸沒在水中2～3分鐘，取出後自然晾乾表面的水分，然後放在陰涼處保存，可使梨子保鮮10～15天。
3. 梨子有利尿作用，夜尿頻者睡前少吃。
4. 梨子含果酸多，不宜與氨茶鹼等鹼性藥一起食用，會降低藥效。
5. 用梨子止咳化痰時不宜選擇味道太甜的梨子。
6. 梨子性涼，畏寒、腹瀉、手腳發涼的人不可多吃梨子，最好煮熟再吃。

美味健康食譜

Recipe

冰糖銀耳梨水

材料 白梨1顆、乾銀耳1朵、冰糖適量。

做法

❶乾銀耳用清水泡發，洗淨，撕成小朵；白梨洗淨，去蒂，除核，切塊。

❷鍋置火上，放入銀耳和沒過銀耳的清水煮至銀耳稍微溶化，倒入白梨煮軟，加冰糖煮至溶化即可。

草莓 STRAWBERRY

性涼，味甘、酸，歸脾、胃、肺經。含糖類、維他命B群、維他命C、胡蘿蔔素及鈣、磷、鐵、膳食纖維等。一般皆可食用，尤其適合高血壓、高膽固醇、痔瘡、貧血患者，但尿路結石患者不宜。

補血

草莓能健脾，富含鐵，貧血的人可以常吃，能補血、生血。

去火、明目養肝

草莓有去火、解暑、清熱的作用，人在春季肝火往往比較旺盛，吃點草莓可以發揮抑制作用。同時所含的胡蘿蔔素是合成維他命A的重要物質，具有養肝明目的作用。

防癌抗癌

草莓中的鞣酸可阻止和吸附體內的致癌物質，發揮防癌作用。

解酒

喝酒後吃些草莓，能加速酒精在體內的分解，促進酒精排出體外。

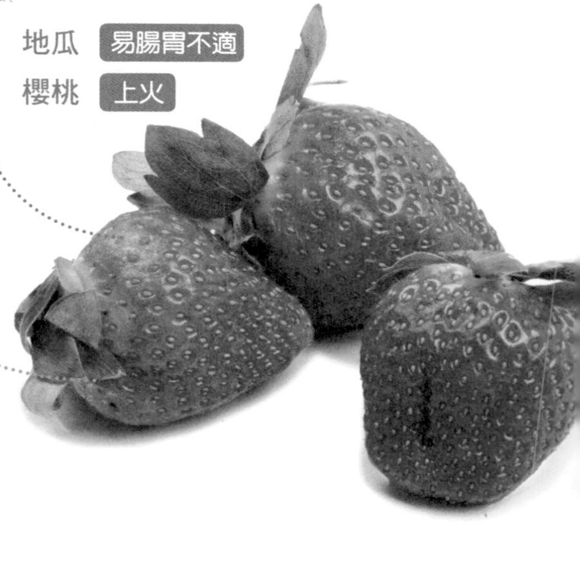

忌配

地瓜　易腸胃不適

櫻桃　上火

絕配

榛子　預防貧血、增強體力

優酪乳　解渴、增加營養、養心安神

豆腐　改善更年期不適症狀

橙子　美白肌膚

山楂　健胃消食

枸杞　補氣養血

TIPS

1. 草莓應選顏色紅嫩、個大飽滿、果實堅實的。
2. 草莓怕擠壓和碰撞，冷藏時最好裝進保鮮盒中再送進冰箱，而且一定要蓋緊盒蓋，以免混入冰箱中其他食材的味道，這樣能使草莓保鮮3～4天。
3. 草莓最適合直接生吃，如果加熱後食用，會破壞草莓中富含的維他命C。
4. 草莓一次不宜吃太多，不然容易使胃腸功能紊亂，導致腹瀉。
5. 草莓表面粗糙，不易洗淨，用洗米水浸泡15分鐘，既易清洗又能殺菌。

美味健康食譜

Recipe

草莓柚子優酪乳

材料 草莓100克、去皮柚子30克、優酪乳250克。

做法

❶草莓去蒂，洗淨；柚子切成小塊。

❷將草莓和柚子塊放入榨汁機中，加入優酪乳，攪打成汁，倒入杯中飲用即可。

秘訣 草莓和柚子榨汁前在沸水中稍燙一下，不僅使維他命的損失變小，還能讓果汁顏色鮮豔。

栗子

CHESTNUT

性溫，味甘，歸脾、胃、腎經。含澱粉、蛋白質、維他命B群、不飽和脂肪酸及鈣、鎂、鐵、鉀等。一般皆可食用，尤其適合老年腎虛者、小便頻多者，但嬰幼兒，風濕病患者，消化不良、便秘者不宜多吃；糖尿病患者忌吃。

有益口腔

栗子富含維他命Ｂ２（核黃素），常吃對防治口腔潰瘍極為有益。

抗衰老

栗子中含有不飽和脂肪酸、維他命及微量元素，經常食用能預防高血壓、冠心病、動脈硬化和骨質疏鬆，可發揮抗衰老、延年益壽的功效。

滋補強身

中醫認為栗子能補腎強筋、補脾健胃、活血、止血，對人體的滋補功能可媲美人參和當歸。

絕配

雞肉	補脾、造血
柚子	預防感冒、防治牙齦出血
紅棗	改善腰酸背痛、腿腳無力、小便頻多等腎虛症狀
白米	健脾養胃、增進食慾
玉米	促進胃腸蠕動、幫助消化預防便秘
大白菜	消除黑眼圈和面部黑斑

忌配

鴨肉	降低營養價值
牛肉	不易消化
黃豆	易致腹瀉腹脹和胃腸痙攣
羊肉	易致消化不良

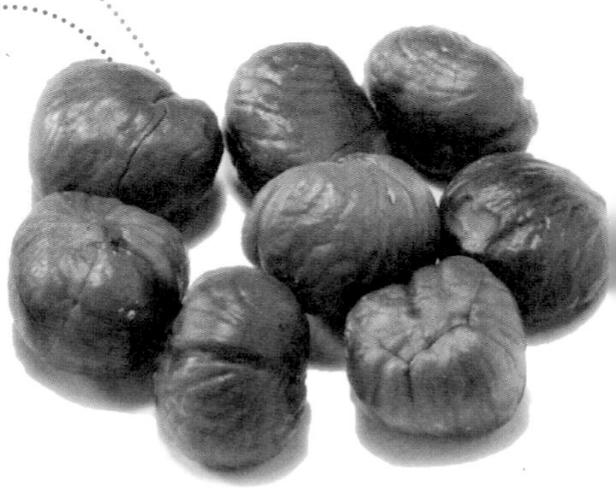

TIPS

1. 栗子應選表皮呈褐色、用手捏果殼堅實不空、栗子肉呈淡黃色的。
2. 將栗子放在淡鹽水中浸泡5分鐘，然後沖洗乾淨，瀝乾水分，放在陰涼通風處晾曬2天，裝入塑膠袋中，繫好袋口，送入冰箱冷藏，這樣存放栗子可保鮮1個月。
3. 栗子一次不宜吃太多，不然會出現胃脘飽脹的不適感。
4. 栗子不宜生吃，生吃不易消化。

美味健康食譜

Recipe

栗子燉烏骨雞

材料 生栗子150克、烏骨雞500克。

調料 蔥段、薑片、鹽、香油各適量。

做法

❶宰殺好的烏骨雞洗淨，切塊；栗子去殼，取出栗子肉。

❷沙鍋置火上，放入烏骨雞塊、栗子、蔥段、薑片，倒入沒過鍋中食材的清水，大火燒開後轉小火燉1小時，加鹽和香油調味即可。

秘訣 將烏骨雞在烹調前用冷水焯過，或在燉煮時加少量醋，都可以發揮去腥提鮮的作用。

花生 PEANUT

性平，味甘，歸肺、脾經。含蛋白質、脂肪、維他命B群、維他命E、維他命K及鉀、磷、鎂等。一般均可食用，尤其適合病後體虛、手術後恢復期的人，但易上火、胃腸功能不好、身上有跌打瘀腫的人及膽囊切除者、血脂異常症患者不宜。

止血

花生所含的維他命K具有止血作用，對多種出血性疾病有良好的功效。

延緩衰老

花生所含的維他命E和鋅，能抗老化，延緩腦細胞衰退，並能滋潤皮膚。

降低膽固醇

花生所含的多不飽和脂肪酸具有降低膽固醇的作用，能有效預防高血壓、動脈硬化。

忌配

- 牛油：易消化不良
- 豬蹄：干擾蛋白質的消化
- 蕨菜：降低二者的營養價值
- 螃蟹：易致腹瀉

絕配

- 蝦仁：強健骨骼和牙齒
- 紅酒：降低心臟病的發病率
- 瘦豬肉：預防貧血、消除疲勞
- 芹菜：降壓、降脂、止血、潤肺
- 銀魚：有利於銀魚中鈣的吸收
- 菠菜：美白肌膚

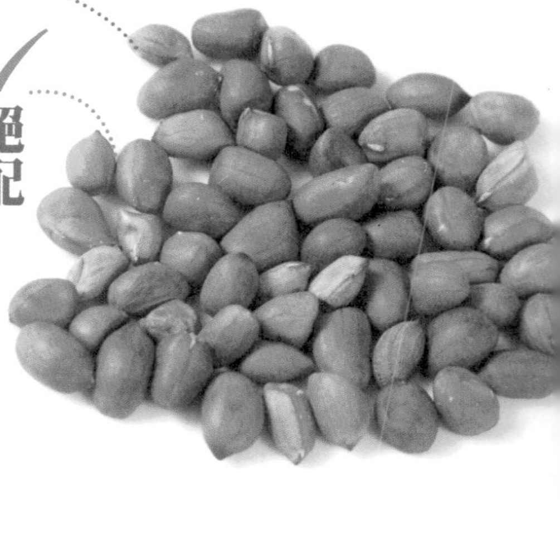

預防腸癌

花生富含可溶性膳食纖維，被人體消化吸收時，會像海綿一樣吸收體內的廢物，然後隨糞便排出體外，降低有害物質在體內的積存和所產生的毒性作用，預防腸癌的發生。

TIPS

1. 花生宜選顆粒飽滿、大小均勻、形態完整、無雜質、沒有黴味和異味的。
2. 將買回來的花生曬乾水分，裝入乾淨的塑膠袋中，放入幾根乾紅辣椒，排出袋中的空氣，紮緊袋口。這樣存放花生可保存數月不變質。
3. 花生炒熟或油炸後，性質熱燥，不宜多食。
4. 水煮花生是最佳的烹調方法，具有性味溫和、容易消化的特點。
5. 花生不易消化，吃的時候最好細嚼慢嚥，以免增加腸胃負擔。
6. 食用花生仁時不宜去紅衣，因為花生衣能養血、補血。

美味健康食譜

Recipe

花生仁拌芹菜

材料 花生仁50克、芹菜150克。

調料 鹽、雞精、香油各適量。

做法

❶花生仁挑去雜質，洗淨，煮熟，撈出，瀝乾水分；芹菜擇洗乾淨，入沸水中焯透，撈出，瀝乾水分，切段。

❷取盤，放入花生仁和芹菜段，加鹽、雞精和香油調味即可。

核桃

WALNUT

性溫，味甘，歸腎、肺、大腸經。含維他命B2、維他命B6、維他命E、蛋白質、磷脂及鈣、磷、鐵等。一般均可食用，尤其適合神經衰弱、氣血不足、腦力勞動、腎虛、尿頻者，但易上火、拉肚子的人不宜。

健腦益智

核桃仁所含的蛋白質和不飽和脂肪酸，能滋養腦細胞，增強腦功能。

緩解疲勞

感到疲勞時，吃些核桃仁，可緩解疲勞和壓力。

潤膚烏髮

核桃中的維他命E具有潤肌膚、烏黑鬚髮的作用。

絕配

玉米　延緩衰老

紅棗　美容養顏、健腦

忌配

豆腐　易腹脹、腹痛和消化不良

山雞肉　上火、生痰

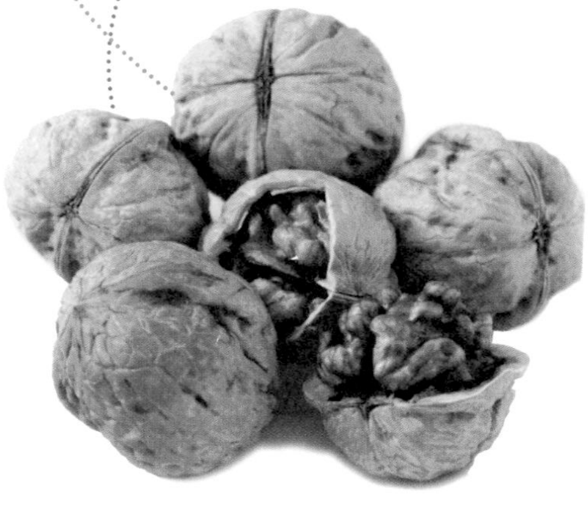

TIPS

1. 核桃應選外殼薄而乾淨，核桃仁豐滿，果肉上的薄膜呈淡黃色或淺琥珀色，掰開果仁肉質潔白的。
2. 將買回來的核桃放入陶瓷容器內，放入適量花椒（用棉紗布包好），然後將容器密封起來，這樣核桃可保存數月不變質或不生蟲。
3. 吃核桃時不要把核桃仁表面的褐色薄皮剝掉，這樣會損失其中的一部分營養。

萵苣 LETTUCE

性涼，味甘苦，歸胃、膀胱經。含維他命B1、維他命B2、維他命B6、維他命C、維他命E、β胡蘿蔔素及鈣、磷、鉀、鈉、鎂、膳食纖維等。一般皆可食用，尤其適合失眠、神經衰弱者，但胃寒、尿頻者不宜。

鎮痛催眠

萵苣葉中所含的萵苣素，具有鎮痛催眠的作用，對神經衰弱有輔助治療作用。

抑制病毒

萵苣中含有一種「干擾素誘生劑」，可刺激人體正常細胞產生干擾素，從而抑制病毒。

促進血液循環

萵苣所含的甘露醇等有效成分，有利尿和促進血液循環的作用。

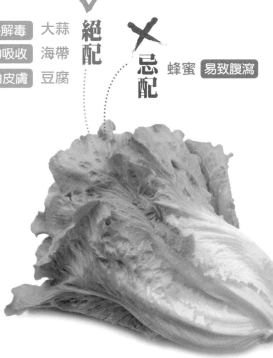

絕配
- 大蒜　清熱解毒
- 海帶　促進海帶中鐵的吸收
- 豆腐　減肥健美增白皮膚

忌配
- 蜂蜜　易致腹瀉

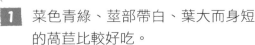

TIPS

1. 菜色青綠、莖部帶白、葉大而身短的萵苣比較好吃。
2. 球形萵苣用保鮮膜包裹好，放入冰箱冷藏，能保鮮1週左右。如果是大葉萵苣，需要擦乾葉片上的水分並包裹上保鮮膜後冷藏。
3. 萵苣的烹調時間不宜過長，不然會失去爽脆的口感。
4. 萵苣用油炒後食用，與生吃相比，可提高十倍左右的營養吸收率。

蓮藕 LOTUS ROOT

生藕性寒，味甘；熟藕性溫，味甘，歸心、脾、肺經。含澱粉、維他命B群、維他命C及鈣、磷、鐵、膳食纖維等。一般均可食用，尤其適宜高血壓、肝病、缺鐵性貧血、營養不良者，但產婦、脾胃功能不良者不宜生食。

鎮靜

蓮藕有鎮靜的作用，可抑制神經興奮，焦躁的人常吃些蓮藕可安定身心。

益血生肌

蓮藕富含鐵、鈣、植物蛋白質、維他命，有補血益氣，增強免疫力的作用。

止血散瘀

蓮藕所含的維他命C及礦物質，具有止血作用。生蓮藕能散瘀、消瘀。

絕配

- 鱔魚：滋陰健脾
- 豬肉：健胃壯體
- 糯米：益氣養血
- 芹菜：降脂降壓
- 百合：潤肺、止咳、安神

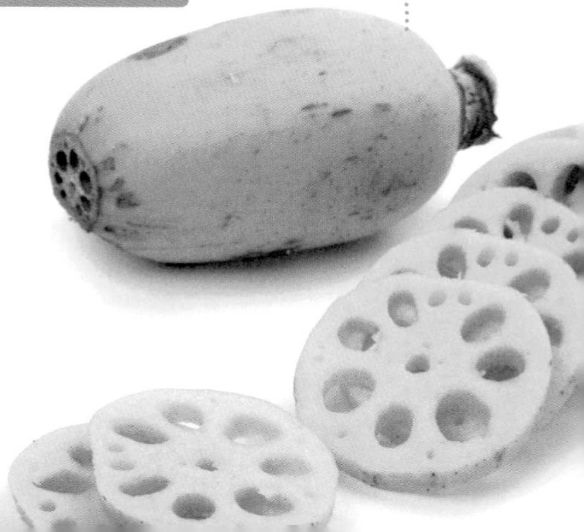

TIPS

1. 未經漂白的新鮮蓮藕表面乾燥，表皮微微發黃，斷口的地方會聞到一股清香味，吃起來帶有甜味。
2. 將蓮藕洗淨，浸沒在清水中，每隔1～2天換1次水，可使蓮藕保鮮1個月。
3. 烹調蓮藕不宜用鐵鍋，不然蓮藕的顏色會發黑，降低營養價值，影響風味。

絲瓜 LUFFA

性平，味甘，歸肝、胃經。含維他命B群、維他命C及鈣、磷、膳食纖維等。一般均可食用，尤其適宜痰喘咳嗽者及月經不調、產後乳汁不通的女性，但脾胃虛弱、腹瀉者不宜。

抗壞血病

絲瓜中富含的維他命C能預防壞血病及各種維他命C缺乏症。

健腦美容

絲瓜中的維他命B群有健腦作用，有利於小兒大腦發育及中老年人大腦健康。

絕配
瘦豬肉 清熱解毒
蝦 預防甲狀腺腫大

忌配
泥鰍 影響絲瓜中維他命B1的吸收
菠菜 易致腹瀉

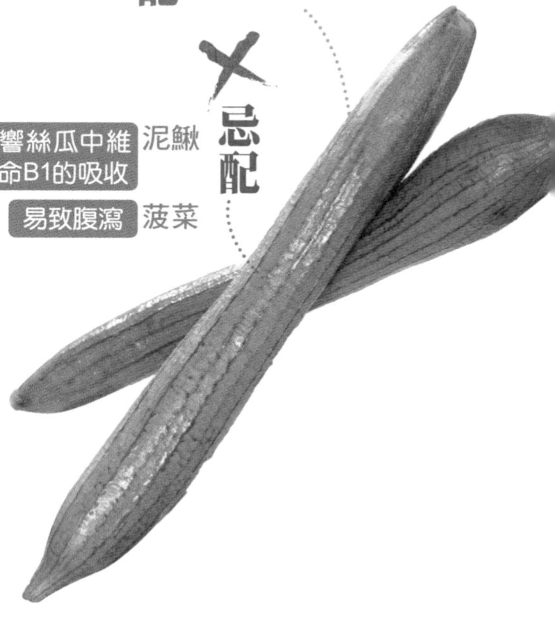

TIPS

1. 品質好的絲瓜表面沒有v硬傷、瓜型挺直、表面無皺、水嫩飽滿、皮色翠綠。
2. 可用軟一些的紙把絲瓜包好，再套上塑膠袋放進冰箱冷藏，能延長絲瓜的保鮮期。
3. 絲瓜汁水豐富，宜現切現做，以免營養成分隨汁水流失。
4. 絲瓜味道清香，烹煮時不宜加醬油或豆瓣醬等口味較重的調料，以免掩蓋絲瓜的清香味道。

白菜 CHINESE CABBAGE

性涼，味甘，歸脾、胃經。含維他命B1、維他命B2、維他命C、維他命B3、胡蘿蔔素、膳食纖維及鈣、磷、鐵、硒等。一般均可食用，尤其適合感冒發熱、肺熱咳嗽、便秘、咽喉發炎者，但寒性體質、慢性腸胃炎、腸胃功能不佳、胃寒腹痛、腹瀉者不宜。

潤腸、助消化

白菜所含的膳食纖維，能發揮潤腸、排毒、助消化的功效。

護膚養顏

白菜含有維他命C，具有很好的護膚養顏效果。

防癌抗癌

白菜中含有的微量元素硒能抑制亞硝胺的形成、吸收，發揮防癌、抗癌作用。

✓ 絕配

- 豆腐：益氣清熱利尿
- 蝦仁：預防牙齦出血、解熱除燥
- 番茄：預防感冒、舒緩情緒
- 奶酪：預防骨質疏鬆

✗ 忌配

- 黃瓜：降低彼此的營養價值
- 雞蛋清：降低營養價值
- 南瓜：會分解白菜中的維他命C

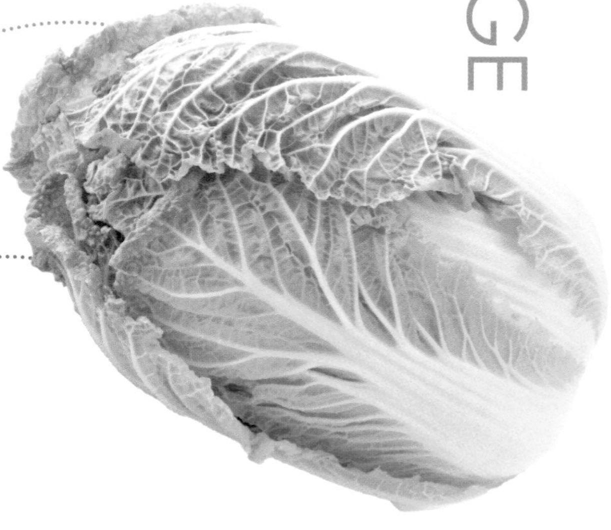

TIPS

1. 大白菜宜選購新鮮、嫩綠、較緊密和結實的。
2. 存放大白菜時一定要保留白菜外面的部分殘葉，這些殘葉可以自然風乾，成為保護白菜裡面水分的「保護膜」。另外，不要用紙張、塑膠袋等物品包裹白菜，這樣容易加速白菜的腐爛。大白菜宜放在陰涼通風的地方，並經常翻面。
3. 煮熟的隔夜大白菜不能吃，因為其中含有致癌物亞硝酸鹽，對健康不利。
4. 烹調大白菜時，不宜用水焯透，以免損失大量的維他命和微量元素。

美味健康食譜

Recipe

白菜燒蝦仁

材料 大白菜250克、鮮蝦仁100克、水發木耳50克。

調料 蔥花、薑末、鹽、雞精、植物油各適量。

做法

❶大白菜擇洗乾淨，削成片；鮮蝦仁挑去沙線，洗淨；水發木耳擇洗乾淨，撕成小朵。

❷炒鍋置火上，倒入植物油燒熱，炒香蔥花、薑末，放入蝦仁翻炒至變色，下入大白菜和木耳翻炒至白菜熟透，加鹽和雞精調味即可。

秘訣 如果大白菜出湯較多，可以用太白粉水勾芡。

菠菜 SPINACH

性寒，味甘淡，歸腸、胃經。含維他命B9、胡蘿蔔素、維他命B1、維他命B2、維他命C及鈣、磷、鐵、鉀、膳食纖維等。適合高血壓、糖尿病、痔瘡便血、貧血、夜盲症、皮膚粗糙者食用，但腎炎、腎結石患者不宜。

護眼、防治口腔炎

菠菜含有豐富的胡蘿蔔素、維他命B2等，能夠保護視力，防治夜盲症、口角炎、口腔潰瘍等。

通腸導便

菠菜含有大量膳食纖維，利於消化、通便，對痔瘡、便秘有輔助調養作用。

預防貧血

菠菜含有豐富的鐵，有補血功效，可預防缺鐵性貧血。

抗衰老

菠菜富含抗氧化物，具有抗衰老、增強青春活力的作用。

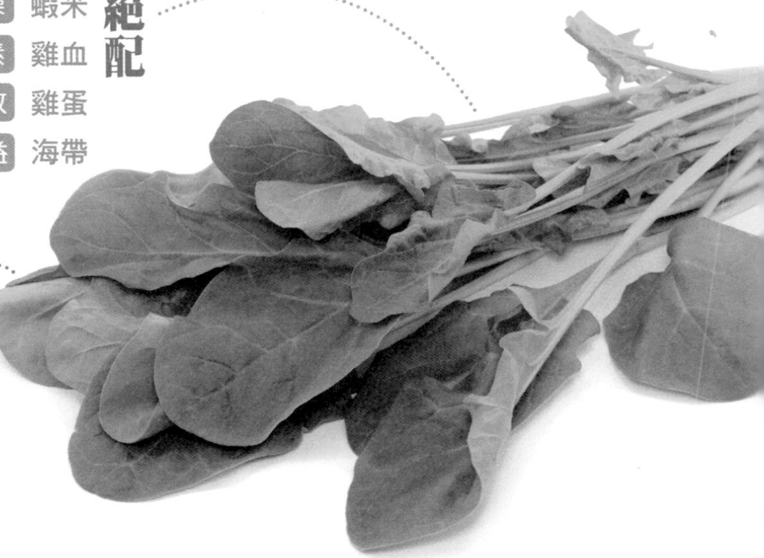

絕配

- 蝦米：補腎壯陽、養血潤燥
- 雞血：養肝保肝、淨化血液、清除體內毒素
- 雞蛋：有利於維他命B 12的吸收
- 海帶：對牙齒和骨骼有益

忌配

- 蝦皮：影響鈣的吸收
- 鱔魚：易致腹瀉

TIPS

1. 菠菜要選擇根部新鮮水靈、葉片顏色深綠而有光澤、葉片尖充分舒展的。
2. 菠菜存放前應去除爛葉，不要用水清洗，然後用保鮮膜或保鮮袋裝好放在冰箱裡，可以保鮮2天。
3. 烹調菠菜前宜用沸水將其焯透，因為菠菜富含草酸，草酸會影響人體對鈣的吸收，焯水可以減少菠菜中的草酸含量。
4. 菠菜購買後應該儘早食用，不然放置時間長了，菠菜含有的維他命C會流失。

美味健康食譜

Recipe

枸杞豬肝菠菜粥

材料 白米100克、菠菜100克、豬肝80克、枸杞10克。

調料 薑、鹽、雞精、香油、香蔥、胡椒粉各適量。

做法

❶白米淘洗乾淨；菠菜擇洗乾淨，用沸水焯燙，撈出切末；豬肝煮熟，碾碎；枸杞洗淨。

❷鍋置火上，倒入適量清水燒開，下入白米煮至九成熟，放入枸杞煮至米粒熟爛的稀粥，加鹽、雞精、菠菜末和豬肝碎攪拌均勻，淋上香油即可。

秘訣 在焯燙菠菜的水中加少許鹽和香油，焯出的菠菜色澤鮮綠不發黃。

高麗菜 CABBAGE

性平，味甘，歸脾、胃經。含維他命C、維他命B群及鈣、鐵、磷、膳食纖維等。一般均可食用，尤其適合消化道潰瘍、身體肥胖者，但脾胃虛寒、消化功能不良者不宜。

降脂

高麗菜富含膳食纖維，能吸附膽固醇，避免膽固醇在人體內沉積。

殺菌消炎

新鮮的高麗菜具有殺菌消炎的作用，咽喉疼痛與外傷腫痛者可以吃些高麗菜。

防癌抗癌

高麗菜含有能分解亞硝酸胺的酶，能消除亞硝酸胺的突變作用，有一定的防癌抗癌作用。

防治消化道潰瘍

高麗菜富含維他命U，能加速胃潰瘍及十二指腸潰瘍創面的癒合。

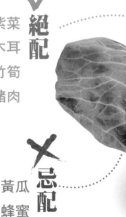

絕配

- 紫菜：保護心臟、解毒
- 木耳：增強免疫力
- 竹筍：促進血液循環
- 豬肉：預防斑點、消除疲勞

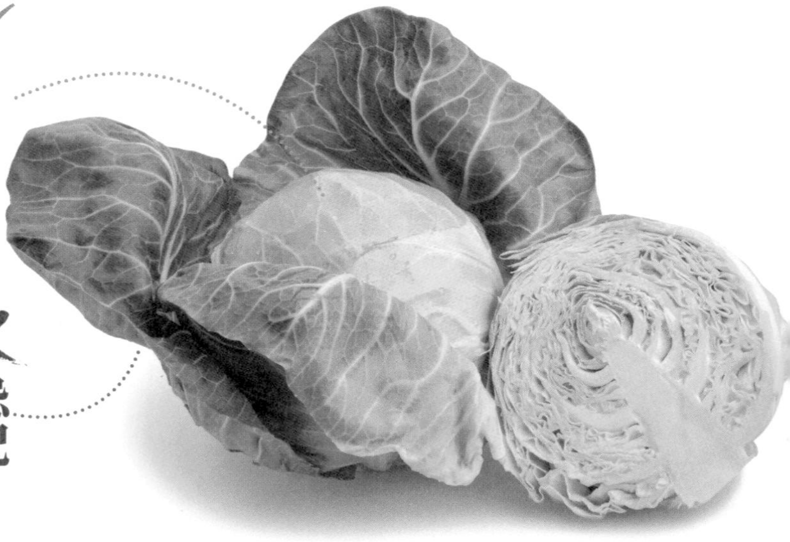

忌配

- 黃瓜：影響維他命C的吸收
- 蜂蜜：降低高麗菜的營養價值

TIPS

1 高麗菜以菜球堅實、葉片包裹緊密、質地脆嫩、色澤黃白或青白者為佳。

2 挖掉高麗菜的根部，把一塊用水潤至微濕的廚房紙巾塞在挖去的空洞中，然後用保鮮膜把高麗菜包起來，送入冰箱冷藏。等紙巾變乾再換一塊濕紙巾，這樣就能延長高麗菜的保鮮期。

3 高麗菜不宜烹煮得過於爛熟，會影響其營養功效的發揮。

4 炒高麗菜時，要用急火快炒，而且火力要大，待油溫升高後再放入高麗菜，快速成菜，能降低維他命C的損失。

美味健康食譜

Recipe

高麗菜炒木耳

材料 水發黑木耳25克、高麗菜150克。

調料 蔥花、鹽、雞精、植物油各適量。

做法

❶木耳擇洗乾淨，撕成小朵；高麗菜擇洗乾淨，撕成小片。

❷炒鍋置火上，倒入植物油，待油溫燒至七成熱，炒香蔥花，放入黑木耳和高麗菜翻炒5分鐘，用鹽和雞精調味即可。

秘訣 在清洗木耳的水中加入一些澱粉，可以輕鬆洗淨木耳上殘留的髒物。

芹菜 CELERY

性涼，味甘，歸肺、胃、肝經。含胡蘿蔔素、維他命B群、維他命C、維他命P及鈣、磷、鐵、膳食纖維等。一般均可食用，尤其是高血壓患者，但脾胃虛寒者及想生育的男士不宜。

利尿消腫

芹菜中含有利尿的有效成分，能消除體內水鈉瀦留，具有利尿消腫的作用。

養血補虛

芹菜富含鐵，能有效補充婦女經血的損失。

平肝降壓

芹菜中的維他命P具有降血壓、防止動脈硬化及微血管破裂的功能。

防癌抗癌

芹菜可抑制腸內細菌避免產生致癌物質，有效防癌。

絕配

- 蝦：促進新陳代謝
- 核桃：潤髮、明目、養血
- 墨魚：強化心臟與肝臟功能
- 番茄：降血壓、健胃消食

忌配

- 黃瓜：降低二者的營養價值
- 菊花：刺激脾胃
- 蜂蜜：易致腹瀉
- 牡蠣：降低牡蠣中鋅的吸收

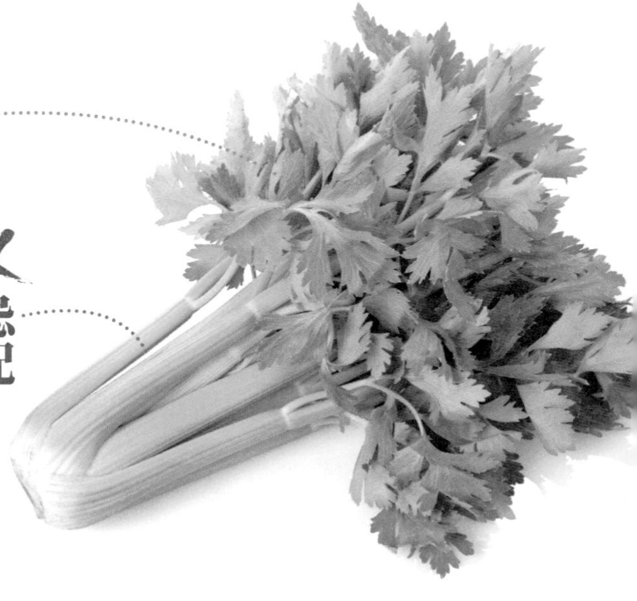

TIPS

1. 品質好的芹菜菜葉翠綠，菜梗粗壯，梗長約25～35公分。
2. 將新鮮的芹菜用食品保鮮膜包裹住莖和葉，將根部朝下豎直放入清水中，水以沒過芹菜根部3～5公分為宜，這樣保存芹菜一週內不黃不蔫。
3. 芹菜葉中所含的維他命C比芹菜莖多，烹調芹菜時不宜把芹菜葉扔掉。
4. 在裝有麵包的密閉盛器或塑膠袋中放一根洗淨並瀝乾水的鮮芹菜，能使麵包保持鬆軟的口感。

美味健康食譜

Recipe

芹菜拌墨魚

材料 墨魚150克、芹菜100克。

調料 蒜末、鹽、雞精、香油各適量。

做法

❶墨魚去除墨袋，撕去外膜，抽去骨頭，洗淨，切絲；芹菜擇洗乾淨，切段；芹菜段和墨魚絲分別入沸水中焯熟，撈出，瀝乾水分，放涼。

❷取小碗，放入蒜末、鹽、雞精、香油攪拌均勻，對成調味汁。

❸取盤，放入墨魚絲和芹菜段，淋入調味汁拌勻即可。

油菜 RAPE

性涼，味甘，歸肝、脾、肺經。含維他命A、維他命B群、維他命C、胡蘿蔔素及鈣、鐵、膳食纖維等。一般均可食用，尤其適合口腔潰瘍、齒齦出血、經常使用電腦的人，但脾胃虛弱者不宜。

散血消腫

油菜有促進血液循環、散血消腫的作用，能輔助緩解產後瘀血腹痛。

降低血脂

油菜是低脂肪、高膳食纖維蔬菜，有利於降低血脂，可治療癤腫、丹毒。

寬腸通便

油菜所富含的膳食纖維能促進腸胃蠕動，治療便秘，防止腸道疾病。

強身健體

油菜含有的胡蘿蔔素、維他命C和礦物質，有助於增強身體免疫力。

絕配

- 蝦仁：消腫散血、清熱解毒
- 香菇：防衰老、治便秘
- 豆腐：清肺止咳
- 雞肉：強化肝臟功能、美白皮膚

忌配

- 南瓜：降低油菜的營養價值
- 竹筍：影響維他命C的吸收

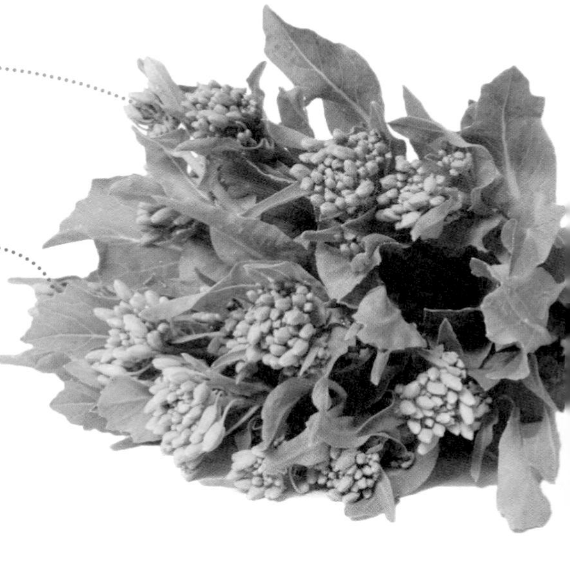

TIPS

1. 應選購顏色鮮綠、潔淨、無黃爛葉、新鮮、無病蟲害的油菜。
2. 拿潤濕的紙巾或棉布將油菜包起來，放進冰箱，注意別讓紙或布乾燥，能保鮮3～4天。
3. 油菜要現切現做，並用大火爆炒，這樣既能保持口味鮮脆，又可使營養成分不被破壞。
4. 取2～3棵擇洗乾淨的油菜葉，撕成大小適中的片狀，塞入暖水瓶中，淋入適量溫水，轉圈地搖晃暖水瓶，然後倒出油菜葉，能去除水垢。

美味健康食譜

Recipe

香菇炒油菜

材料 小油菜150克、乾香菇10克。

調料 蔥花、太白粉水、鹽、雞精、植物油各適量。

做法

❶小油菜擇洗乾淨；乾香菇用清水泡發，洗淨，放入沸水中焯透，撈出，切絲。

❷炒鍋置火上，倒入植物油，待油溫燒至七成熱，炒香蔥花，放入油菜和香菇絲翻炒4分鐘，用鹽和雞精調味，用太白粉水勾芡即可。

秘訣 泡發乾香菇的水倒入菜中，會使菜的味道醇厚鮮美。

苦瓜

BALSAM PEAR

味苦，性寒，歸心、肝經。含胡蘿蔔素、維他命B1、維他命B2、維他命B3、維他命C及鈣、鐵、磷、膳食纖維等。一般皆可食用，尤其體內上火和長痱子的人，但孕婦、經期女性、脾胃虛寒者不宜。

消炎退熱

苦瓜含有的生物鹼類物質奎寧，有利尿活血、消炎退熱、清心明目的功效。

降低血糖

苦瓜所含的苦瓜苷和類似胰島素的物質，具有良好的降血糖作用。

健脾開胃

苦瓜苷和苦味素能增進食慾，健脾開胃。

防癌抗癌

苦瓜富含的維他命C能提高身體免疫力，具有殺滅癌細胞的作用。

絕配

雞蛋	保護骨骼、血管
豬肝	防癌抗癌、補肝明目
青椒	抗衰養顏
豆腐	補鈣降壓
竹筍	消除疲勞、預防貧血
瘦豬肉	有利於對鐵的吸收利用

忌配

辣椒	不利於維他命C的吸收
牡蠣	降低二者的營養價值
排骨	降低對鈣的吸收
黃瓜	影響維他命C的吸收

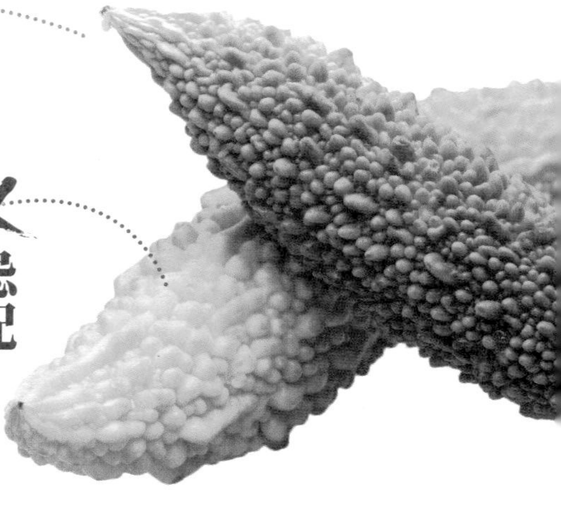

TIPS

1. 苦瓜要挑果瘤大、果形直立、顏色翠綠的，另外，重量在200克左右的最好，太輕或者太重都不太好。

2. 把苦瓜用鹽水洗一下，然後瀝乾水分，用軟一些的紙包好，放入冰箱冷藏，能保鮮4天左右。

3. 苦瓜性寒，一次不要吃得過多，一般以80克為宜，也不要空腹食用，容易損傷脾胃。

美味健康食譜

Recipe

肉片炒苦瓜

材料 瘦豬肉25克、苦瓜100克。

調料 蔥花、薑末、植物油、雞精各適量。

做法

❶苦瓜洗淨，去瓤，切片；瘦豬肉洗淨，切片。

❷鍋中倒入植物油燒至七成熱時，炒香蔥花、薑末，放入肉片煸炒至變色，下入苦瓜炒軟，加鹽和雞精調味即可。

黃瓜 CUCUMBER

性涼，味甘，歸脾、胃、大腸經。含胡蘿蔔素、維他命B2、維他命C、維他命E及鉀、磷、鎂、膳食纖維等。一般皆可食用，尤其適合肥胖、高血壓、水腫、高膽固醇、糖尿病患者，但脾胃虛弱、腹痛腹瀉、肺寒咳嗽者不宜。

減肥

黃瓜可抑制糖類物質轉化為脂肪，具有減肥的功效。

美容

把黃瓜汁塗在臉上，能滋潤皮膚，對乾燥的肌膚有好處。

降血糖

糖尿病患者食用黃瓜後，血糖不僅不會升高，而且會降低。

利尿、解毒

中醫認為，黃瓜能清熱解渴、利尿解毒。

✓ 絕配

豆腐	降壓、降脂、抗癌
木耳	減肥、滋補強壯、平衡營養
蘋果	促進胃腸蠕動
黃花菜	補虛養血、利濕消腫
蜂蜜	潤腸通便
魷魚	強化心臟和肝臟功能

✗ 忌配

番茄	降低二者的營養價值
花生	易致腹瀉

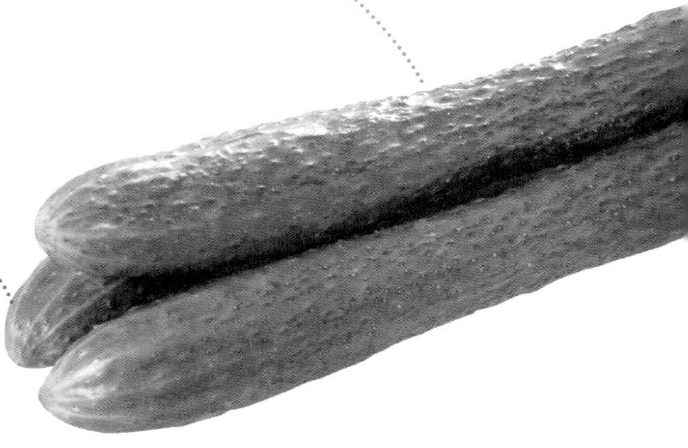

TIPS

1. 黃瓜應選帶刺、掛白霜的比較新鮮，另外，應選粗細均勻的，太粗容易有籽，太細的一般沒有熟，味道不好且容易有苦味。
2. 保存黃瓜要先將表面的水分擦乾，放入密封的保鮮袋中，封好袋口冷藏即可。
3. 黃瓜尾部含有較多的苦味素，有抗癌作用，所以吃黃瓜時不要把黃瓜尾部全部丟掉。
4. 有腸胃病、肝病、高血壓及心血管疾病的人不要吃醃黃瓜，對病情無益。
5. 新鮮黃瓜中的維他命C含量由高至低的順序為皮、籽、肉，所以黃瓜最好連皮一起吃，不要削皮。
6. 蟑螂害怕黃瓜的味道，在經常出沒的地方放幾塊黃瓜，蟑螂就不敢來了。如果放幾天後，黃瓜味道變淡了，可以把黃瓜塊切開，繼續散發味道。

美味健康食譜

Recipe

木耳拌黃瓜

材料 黃瓜350克、水發木耳100克。

調料 鹽、醋、雞精、香油各適量。

做法

❶黃瓜洗淨，去蒂，切絲；水發木耳摘洗乾淨，入沸水中焯透，撈出，瀝乾水分，涼涼，切絲。

❷取小碗，加鹽、醋、雞精和香油拌勻，製成調味汁。

❸取盤，放入黃瓜絲和木耳絲，淋入調味汁拌勻即可。

南瓜 PUMPKIN

性溫，味甘，歸脾、胃經。含澱粉、蛋白質、胡蘿蔔素、維他命B群、維他命C、果膠及鋅、鈣、磷等。一般均可食用，但毒瘡、黃疸患者不宜。

解毒

南瓜含有的果膠，具有很強的吸附性，能黏結和消除體內的有害物質，發揮解毒作用。

降低血糖

南瓜中的果膠可推遲食物排空、延緩腸道對糖類的吸收，從而控制血糖升高。

促進生長發育

南瓜所含的鋅可參與人體內核酸、蛋白質的合成，是人體生長發育的重要物質。

防癌抗癌

南瓜含有的胡蘿蔔素具有抗氧化作用，能直接抵抗致癌因子。

絕配

山藥	強腎健脾
蝦皮	護肝、補腎、強體
紅棗	補脾益氣、解毒止痛
糙米	預防貧血

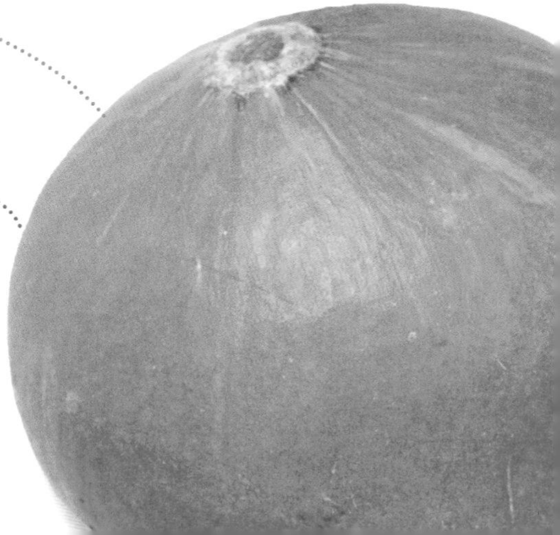

忌配

辣椒	破壞維他命C
黃瓜	影響維他命C的吸收
鯉魚	易致腹瀉
番茄	維他命C會被分解

TIPS

1. 南瓜應選有重量感、外型完整、帶瓜梗且梗部堅硬的。
2. 未切開的南瓜放置在陰涼通風處可保鮮1個月左右，如果買回來的是切開的南瓜，最好去淨瓤和籽，然後用保鮮膜包好，這樣放入冰箱冷藏可保鮮5～6天。
3. 南瓜去皮時不要去得太厚，因為南瓜皮內層中富含胡蘿蔔素和多種維他命。
4. 南瓜含有的胡蘿蔔素在人體內可以轉化成維他命A，加油脂烹炒後食用，更有助於人體吸收這種營養素。
5. 將幾個小南瓜用乾布擦拭乾淨，放在馬桶水箱上，可以有效去除衛生間內的異味。

美味健康食譜

Recipe

南瓜小米紅棗粥

材料 南瓜、小米各50克，紅棗4顆。

做法

❶南瓜去皮除籽，洗淨，切小塊；小米淘洗乾淨；紅棗洗淨。

❷鍋內加適量清水置火上，放入南瓜塊、小米和紅棗，大火燒沸，轉小火煮至稠粥即可。

茄子

EGGPLANT

味甘，性涼，歸脾、胃、大腸經。含胡蘿蔔素、維他命B群、維他命C及鈣、鉀、鐵、膳食纖維等。一般均可食用，尤其適宜長痱子、生瘡癤的人，但脾胃虛寒、哮喘者不宜。

保護心血管

茄子中的維他命P能使血管壁保持彈性，保護心血管，有助於預防高血壓、冠心病、動脈硬化等疾病。

去火、消腫

夏天去火的蔬菜中以茄子的效果最好；另外，被蜂螫後用切開的生茄子塗擦患處，能消腫止痛。

防治胃癌

茄子中的龍葵鹼，能抑制消化系統的腫瘤增殖，對胃癌有防治效果。

絕配

牛肉	強身健體
辣椒	抗壓、美膚
豬肉	增強血管抵抗力、防治紫癜
鰻魚	降低鰻魚中膽固醇的吸收
苦瓜	保護心血管系統
蛋黃	阻止吸收蛋黃中的膽固醇

忌配

黑魚	有損腸胃
紅蘿蔔	降低二者的營養價值

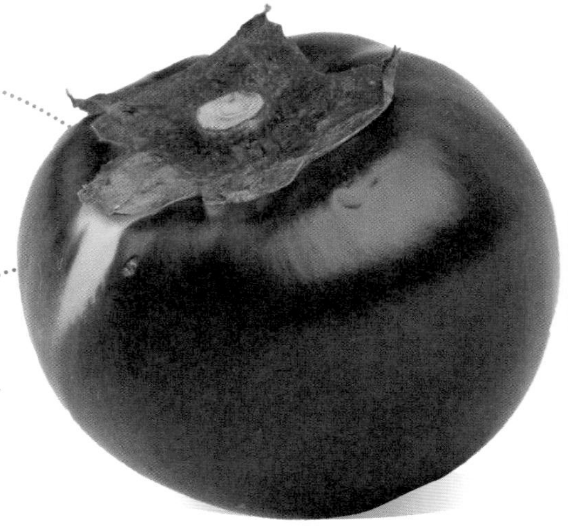

TIPS

1 老茄子顏色光亮，重量大，含有較多龍葵鹼，對人體有害，不宜多吃。所以應挑選顏色發黑，皮薄肉鬆，重量小，籽嫩味甜，籽肉不易分離，花萼下部有一片綠白色皮的嫩茄子，

2 保存茄子應放在陰涼通風處存放，不要用水洗。

3 茄子不宜削皮食用，因為茄子皮含有的營養成分不但能夠促進傷口癒合，還具有保護心血管的功效。

美味健康食譜

Recipe

肉炒茄絲

材料 瘦豬肉100克、紫皮長茄子250克、紅色甜椒25克。

調料 蔥花、鹽、雞精、植物油各適量。

做法

❶茄子去蒂，洗淨，切塊；瘦豬肉洗淨，切細絲；紅色甜椒洗淨，去籽，切絲。

❷炒鍋中倒入植物油燒至七成熱，炒香蔥花，放入豬肉絲翻炒至白色，加茄子塊炒軟，倒入紅色甜椒絲翻炒2分鐘，用鹽和雞精調味即可。

辣椒 HOT PEPPER

性熱，味辛，歸心、脾經。含胡蘿蔔素、維他命C、維他命B9、辣椒紅素及鉀、鎂、鈣、鐵、硒等。一般皆可食用，尤其適合食慾不振、容易感冒的人，但產婦及痔瘡、眼病、膽囊炎、口腔潰瘍、胃腸功能不佳者不宜。

促進食慾、抗寒

辣椒含有辣椒素，能刺激唾液和胃液的分泌，增進食慾，增強腸胃蠕動，幫助消化，同時加速血液循環，使人產生熱的感覺，發揮抗寒作用。

強體、解乏

辣椒含有抗氧化的維他命和微量元素，常吃能增強體力、緩解疲勞。

保護血管、預防血液疾病

辣椒含有豐富的維他命C、維他命K，常吃可預防壞血病、牙齦出血、貧血、血管脆弱。

減肥瘦身

辣椒能有效燃燒體內脂肪，加快新陳代謝，達到減肥效果。

絕配

食物	功效
馬鈴薯	營養互補
豆製品	健腦、益智、美容
白菜	促進胃腸道蠕動幫助消化
空心菜	降低血壓、止痛消炎
銀耳	減輕孕吐
穀類	防止維他命C被氧化

忌配

食物	原因
芋頭	易致腹痛和胃脹
葵花籽	易引起靜脈曲張
香菜	影響辣椒中維他命C的吸收
黃瓜	降低維他命C的吸收率

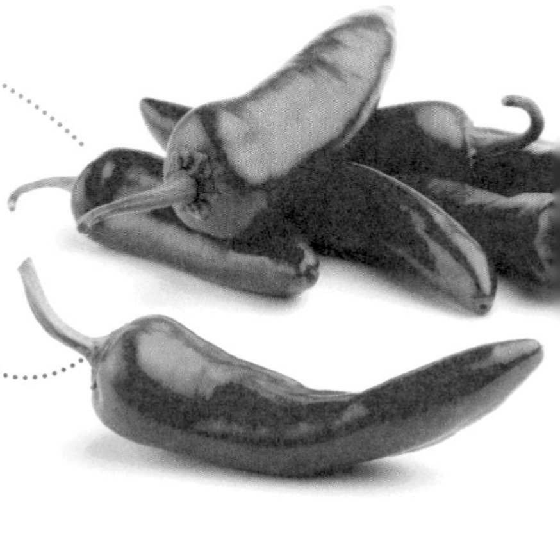

TIPS

1 辣椒應選擇外形飽滿、有光澤、肉質細嫩、無蟲眼的。

2 把未經水洗的辣椒裝入塑膠袋中，放入冰箱保存，每天更換乾燥的塑膠袋，或將塑膠袋壁內的水滴擦掉，這樣能使辣椒保鮮1週左右。

3 服用阿司匹林的時候不宜食用辣椒，因為辣椒會影響藥效發揮。

4 將乾辣椒代替樟腦丸放在箱櫃中，可以有效防止蟲蛀。

美味健康食譜

Recipe

辣椒牛肉絲

材料 辣椒250克、瘦牛肉100克。

調料 蔥絲、薑絲、蛋清、太白粉水、雞精、鹽、植物油各適量。

做法

❶辣椒洗淨，去蒂除籽，切絲；瘦牛肉洗淨，切絲，用蛋清和太白粉水抓勻。

❷炒鍋置火上，倒入植物油，待油溫燒至七成熱，炒香蔥絲和薑絲，放入牛肉絲滑熟，下入辣椒絲翻炒至肉熟，用鹽和雞精調味即可。

秘訣 牛肉加蛋清和太白粉水上漿，炒熟後口感嫩而不柴。

番茄

TOMATO

性微寒，味甘、酸，歸肝、脾、胃經。含糖類、蘋果酸、檸檬酸、茄紅素、胡蘿蔔素、維他命B1、維他命B2、維他命C、維他命P、維他命B3等。一般均可食用，尤其適合食慾不振、高血壓的人，但尿路結石、關節炎、急性腸炎、潰瘍患者不宜。

降脂降壓

番茄中的維他命C、茄紅素及果酸可降低膽固醇，預防動脈硬化和冠心病。

抗菌消炎

番茄含有的龍葵鹼具有抗菌消炎的作用。

利尿、防癌抗衰

番茄的茄紅素具有助消化和利尿的功效，而且還具有獨特的抗氧化性，可清除體內自由基，具有防癌抗衰功效。

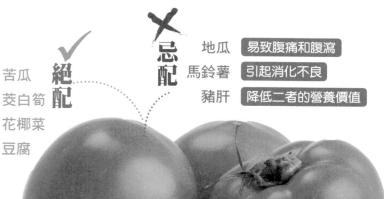

忌配

地瓜	易致腹痛和腹瀉
馬鈴薯	引起消化不良
豬肝	降低二者的營養價值

絕配

苦瓜	降糖
茭白筍	清熱解毒、利尿降壓
花椰菜	增強抗毒能力
豆腐	生津止渴、溫補脾胃、益氣

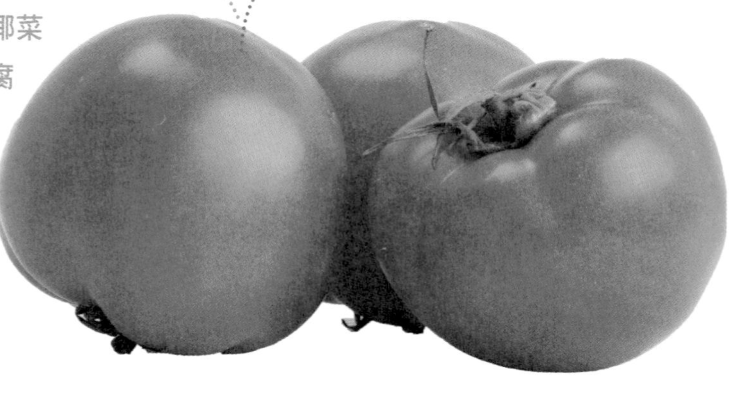

TIPS

1 番茄要選自然熟成，外觀圓滑，捏起來很軟，蒂周圍有些綠色，籽粒為土黃色，肉紅、沙瓤、多汁；催熟的番茄通體全紅，手感很硬，外觀呈多面體，籽呈綠色或未長籽，瓤內無汁。

2 番茄不宜放進冰箱存放，經低溫存放後會影響原有的口味，宜把番茄放入紮緊口的食品袋中，放在陰涼通風處，每隔一天打開袋口透氣，擦乾水珠後再紮緊，可保鮮3～4天。

3 不要吃未熟透的青番茄，因為其中的龍葵鹼含有毒成分，食用後會出現頭暈、噁心、嘔吐等中毒症狀

4 空腹時不宜吃番茄，容易出現胃痛、胃脹等不適感。

5 把新鮮的番茄切兩半，用切面來擦拭錫器生鏽的位置，靜置幾分鐘後，再用清水洗淨，錫器就煥然一新了。

美味健康食譜

Recipe

番茄燒豆腐

材料 番茄200克、豆腐100克。

調料 蔥花、太白粉水、鹽、雞精、植物油各適量。

做法

❶番茄洗淨，去蒂，切月牙瓣；豆腐洗淨，切塊。

❷炒鍋置火上，倒入植物油，待油溫燒至七成熱，炒香蔥花，放入番茄和豆腐翻炒均勻，加適量清水，蓋上鍋蓋中火燜3～5分鐘，用鹽和雞精調味，太白粉水勾芡即可。

馬鈴薯

POTATO

性平，味甘，歸胃、大腸經。含澱粉、胡蘿蔔素、維他命B1、維他命B2、維他命C、鉀、膳食纖維等。一般均可食用，但高鉀血症患者、肝病晚期患者不宜。

養胃健脾

馬鈴薯所含的澱粉、維他命B群、維他命C，能促進脾胃的消化功能。

通便

馬鈴薯所含的膳食纖維具有通便作用，可輔助治療習慣性便秘。

降壓、防中風

馬鈴薯富含鉀，鉀能促進人體排出多餘的鈉元素，防止血壓升高，降低腦猝中風的發病率。

絕配

- 醋：分解發芽馬鈴薯的有毒物質
- 牛肉：酸鹼搭配有益健康
- 全脂牛奶：提供全面營養素
- 雞蛋：光澤皮膚、消除疲勞

忌配

- 芋頭：易攝入過量澱粉
- 柿子：引起消化不良，易形成胃結石

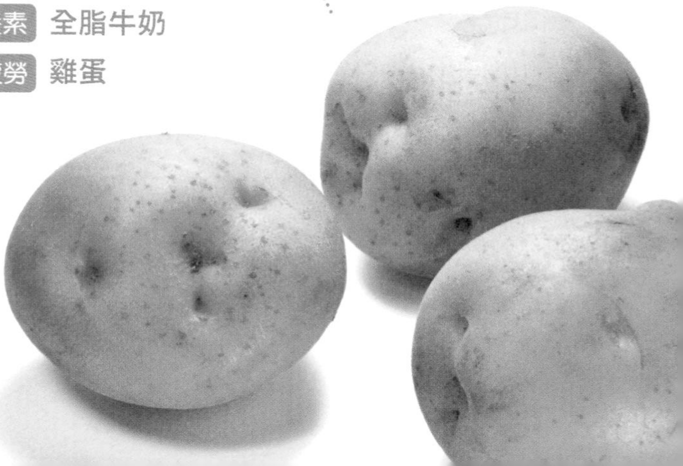

TIPS

1. 優質馬鈴薯的質地堅硬，表皮光滑且不厚，無損傷、糙皮、病蟲害、凍傷。
2. 存放馬鈴薯時可同時放幾顆蘋果，蘋果散發出的果香味可抑制馬鈴薯發芽。
3. 皮色發青的馬鈴薯最好不吃，以防龍葵鹼中毒。
4. 切好的馬鈴薯不宜放在水中浸泡，會使其含有的維他命C和鉀大量流失。
5. 如果菜或湯的味道過鹹，可拿一個洗淨的馬鈴薯，切成兩半放入湯裡煮幾分鐘，過一會湯就能由鹹變淡了。

美味健康食譜

Recipe

馬鈴薯燉牛肉

材料 牛肉300克、馬鈴薯200克。

調料 蔥花、薑片、八角、醬油、鹽、雞精、植物油各適量。

做法

❶牛肉洗淨，切塊，用開水燙一下，撈出；馬鈴薯去皮，洗淨，切塊。

❷鍋置火上，倒入植物油燒熱，炒香蔥花和薑片，放入牛肉略炒，加些八角，淋入醬油和適量清水，大火燒開，轉小火燒至牛肉八成熟，下入馬鈴薯燒至熟透，加鹽和雞精調味即可。

秘訣 馬鈴薯不宜與牛肉同時下鍋燉製，不然牛肉燉熟時馬鈴薯已被燉得散碎了。

紅蘿蔔

CARROT

性平，味甘，歸肺、脾經。含糖類、胡蘿蔔素、維他命B群、維他命C、維他命B9及鈣、磷、鉀、鐵、膳食纖維等。一般皆可食用，但喝酒的人不宜。

益肝明目

紅蘿蔔所含的胡蘿蔔素具有補肝明目的作用，可治療夜盲症。

增強免疫力

紅蘿蔔含有的胡蘿蔔素進入人體後會轉變成維他命A，有助於增強身體免疫力。

防治糖尿病

常吃紅蘿蔔不僅能降低血糖，還可防治糖尿病併發症，如高血壓、視網膜損傷等症。

忌配

產生毒素損害肝臟	酒
不利於維他命C的吸收	辣椒
破壞胡蘿蔔素	醋

絕配

預防中風	菠菜
強心健脾	萵筍
保護眼睛、延緩衰老	乾香菇
補脾胃虛弱	黑魚
去脂強身、健脾補虛	香菜
潤腸通便	蜂蜜

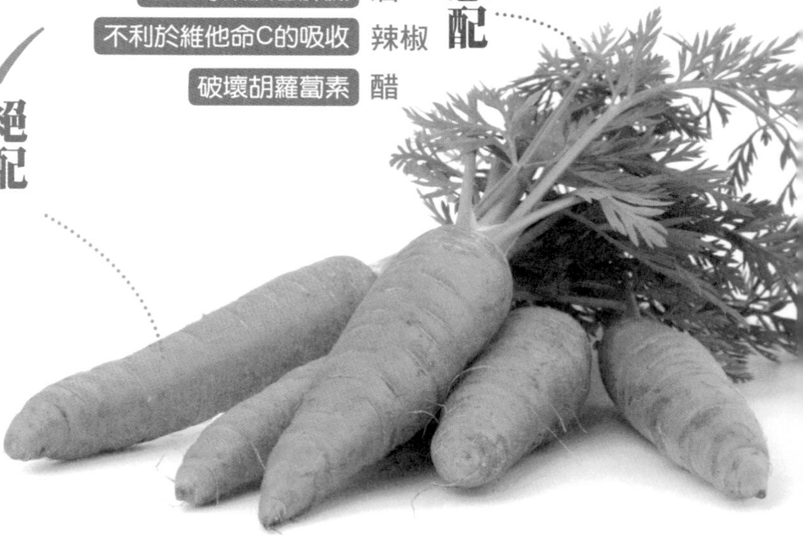

TIPS

1. 品質好的紅蘿蔔色澤鮮嫩，勻稱直溜，掐上去水分很多。
2. 紅蘿蔔不宜與蘋果存放在一起，因為蘋果所散發的果香會使紅蘿蔔吃起來有苦澀味。
3. 紅蘿蔔所含的胡蘿蔔素是脂溶性物質，只有溶解在油脂中，食用以後才能在人體內轉變為維他命A。因此，吃紅蘿蔔最好用油炒一下或與肉同燉。
4. 吃紅蘿蔔最好不要削皮，因為胡蘿蔔素主要存於紅蘿蔔皮中。
5. 血跡一般很難用普通肥皂和洗衣粉洗掉，這時可將食鹽與紅蘿蔔碎泥混合攪拌，塗在沾有血跡處，再用清水洗淨即可。

美味健康食譜

Recipe

萵筍炒紅蘿蔔

材料 萵筍150克、紅蘿蔔100克。

調料 鹽、雞精、香油各適量。

做法

❶萵筍去皮和葉，洗淨，切細絲；紅蘿蔔洗淨，切細絲。

❷炒鍋置火上，倒入適量植物油燒熱，炒香蔥花，放入紅蘿蔔絲煸炒2～3分鐘，下入萵筍絲翻炒至熟透，加鹽和雞精調味即可。

秘訣 去掉的萵筍葉可與雞蛋一同烹調成萵筍葉蛋湯，味道清香。

白蘿蔔

WHITE RADISH

性涼，味辛、甘，歸肺、脾經。含維他命A、維他命C、維他命E、類胡蘿蔔素及鈣、磷、鉀、鎂、膳食纖維等。一般均可食用，但胃潰瘍、十二指腸潰瘍、慢性胃炎患者，身體虛弱者，吃人參或西洋參的人不宜。

增強免疫力

白蘿蔔富含維他命C和微量元素鋅，經常食用有助於增強身體的免疫功能，提高抗病能力。

助消化

白蘿蔔含有的膳食纖維有助於腸胃消化，減少糞便在腸道內的停留時間，預防大腸癌。

清熱降火

白蘿蔔有清熱降火的作用，能清除肺胃積熱，還能止咳化痰。

✕ 忌配

葡萄	誘發甲狀腺腫
紅蘿蔔	影響白蘿蔔中維他命C的吸收
木耳	易得皮膚炎
蜂蜜	易致腹瀉

✓ 絕配

紫菜	清肺熱、治咳嗽
高麗菜	預防皮膚乾燥和粗糙
蛤蜊	強心護肝
豆腐	有助於吸收豆腐的營養

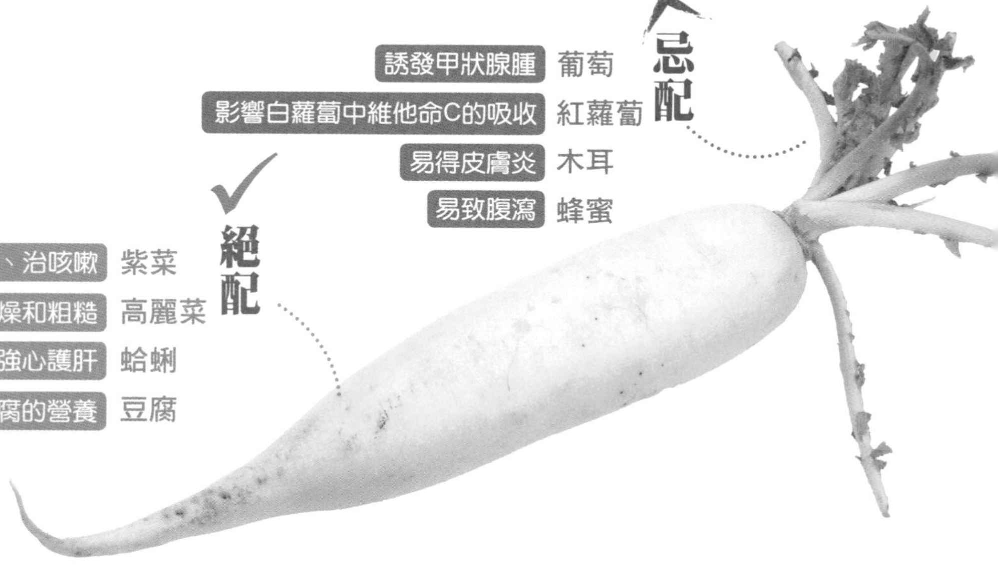

TIPS

1. 白蘿蔔應選大小均勻、無病變、無損傷，蘿蔔皮細膩光滑的。另外，用手指彈其中段，聲音沉重的不糠心。
2. 把白蘿蔔的蘿蔔纓去掉，這樣可防止蘿蔔纓生長，保持蘿蔔的水分和營養。然後將白蘿蔔裝進食品保鮮袋中，紮緊袋口，放在陰涼的地方存放或送入冰箱冷藏。這樣可使白蘿蔔保鮮4天左右，而且不糠心
3. 服用人參、西洋參時不應吃白蘿蔔，因為白蘿蔔會降低人參和西洋參的滋補功效。
4. 吃白蘿蔔時最好不去皮，因為蘿蔔皮中含有鈣等營養成分。

美味健康食譜

Recipe

蘿蔔炒肉絲

材料 白蘿蔔200克、瘦豬肉100克。

調料 香菜碎、蔥絲、薑絲、醬油、料酒、太白粉水、鹽、雞精、植物油各適量。

做法

❶白蘿蔔擇洗乾淨，切絲；瘦豬肉洗淨，切絲，用醬油、料酒和太白粉水抓勻。

❷炒鍋置火上，倒入植物油，待油溫燒至七成熱，炒香蔥絲和薑絲，放入豬肉絲滑熟，下入白蘿蔔絲翻炒均勻，加適量清水燒至白蘿蔔絲熟透，用鹽和雞精調味，撒上香菜末即可。

洋蔥 ONION

性溫，味辛，歸肝、肺經。含維他命B1、維他命B2、維他命C、胡蘿蔔素及鈣、磷、鐵、膳食纖維等。一般皆可食用，尤其適合高血壓、糖尿病、心血管疾病患者，但皮膚有搔癢性疾病、眼疾、胃病患者和容易脹氣的人不宜。

殺菌

洋蔥富含植物殺菌素，經常食用可增進食慾、促進消化、去痰、利尿、預防感冒。

防治骨質疏鬆症

洋蔥含有較豐富的鈣質，常吃洋蔥能提高骨密度，有助於防治骨質疏鬆症。

防衰老

洋蔥中的微量元素硒是一種很強的抗氧化劑，能消除體內自由基，具有防衰老的功效。

忌配

黃魚　影響蛋白質的吸收

蜂蜜　易致腹脹和腹瀉

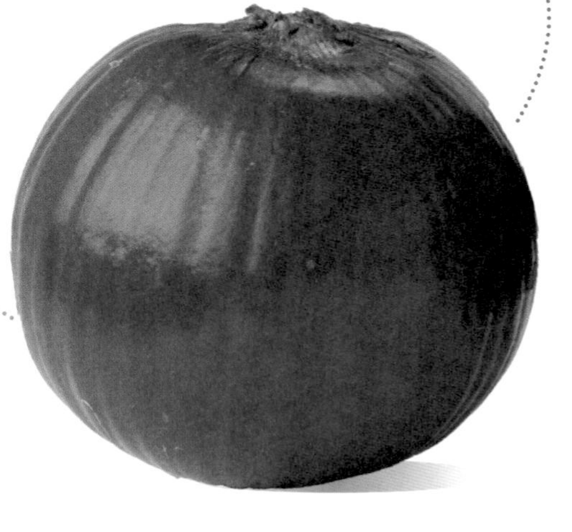

絕配

苦瓜　解毒、提高身體的免疫力

松子　抗癌防老、預防心臟病

羊肉　降低羊肉中膽固醇的吸收量

玉米　降糖、降脂

雞蛋　促進血液循環、防衰老、抗癌

牛肉　溫補肝腎

降血壓

洋蔥中所含的前列腺素A能擴張血管，降低血液黏度，具有降血壓、預防血栓形成的作用。

TIPS

1. 優質洋蔥的外觀完整，表皮光滑，無裂口或腐損。
2. 將網兜或廢舊的尼龍襪洗淨晾乾，把洋蔥裝入其中，用繩紮緊口，懸掛在陰暗通風處，可防潮、防腐，使洋蔥保鮮1個月左右。
3. 烹調洋蔥時不宜加熱過久，以嫩脆有一些微辣為佳，以免影響味道、口感及營養。
4. 洋蔥一次不宜吃得過多，以50克為宜，不然會出現腹脹、排氣過多等不適感。

美味健康食譜

Recipe

洋蔥圈煎蛋

材料 洋蔥50克、雞蛋2顆。

調料 鹽、植物油各適量。

做法

❶洋蔥撕去老膜，去蒂，洗淨，橫向切約1公分厚的片，取洋蔥片的最外層；雞蛋洗淨，磕入碗內，加鹽打散。

❷煎鍋置火上，倒入適量植物油，待油溫燒至五成熱，放入洋蔥圈，在圈內淋入雞蛋液，煎至蛋熟即可。

韭菜 LEEK

性溫，味辛，歸肝、脾、腎、胃經。含維他命C、維他命B1、維他命B2、胡蘿蔔素及鈣、磷、鉀、膳食纖維等。一般均能食用，尤其適宜便秘、體質虛寒的人，但體質偏熱的人和眼疾患者、腸胃功能較弱者不宜。

行氣活血、消除腰痛

韭菜的辛辣氣味有散瘀活血，行氣導滯的作用，因此能促進血液循環和新陳代謝，常吃韭菜可治療慢性腰痛。

潤腸通便

韭菜所含的膳食纖維能促進腸胃蠕動，有助於治療便秘及預防腸癌。

補腎溫陽

韭菜性溫，味辛，具有補腎起陽作用，可輔助治療陽痿、遺精、早洩等症。

✕ 忌配

- 醋：影響韭菜中胡蘿蔔素的吸收
- 蜂蜜：引起腹瀉

✓ 絕配

- 豆芽：通腸利便，有助於減肥
- 雞蛋：補腎、行氣、止痛
- 豬肉：殺菌、助消化
- 茄子：清熱活血、寬腸通便
- 豆製品：提高豆腐中的蛋白質利用率
- 蘑菇：提高免疫力

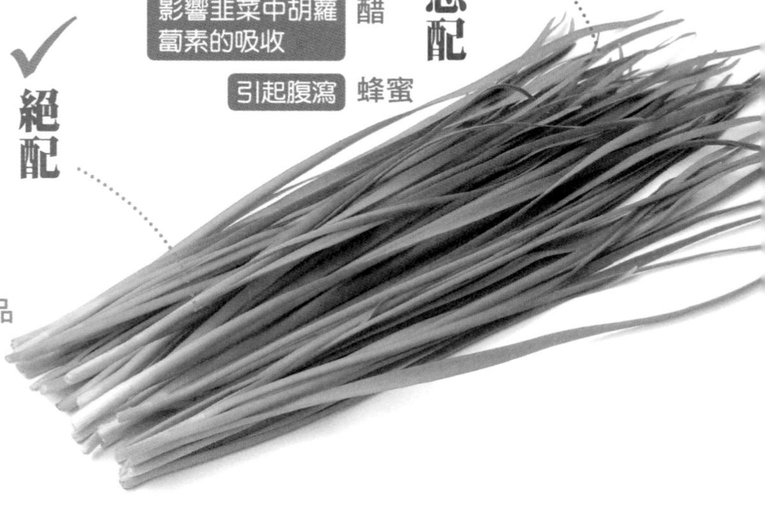

TIPS

1 韭菜要選鮮嫩翠綠且葉窄、葉直的。

2 抖掉韭菜根部的泥土，用大白菜葉將韭菜包住，並用細繩捆紮好，放在陰涼、通風的地方，能保鮮3～5天。

3 初春是品嚐韭菜的最好季節，因為品質最佳。

4 韭菜切開遇空氣後會加重辛辣味，宜現炒現切。

5 韭菜的殘留農藥通常較高，食用韭菜前應將其充分浸泡和沖洗。

美味健康食譜

Recipe

韭菜炒豆腐乾

材料 韭菜250克、豆腐乾100克。

調料 鹽、雞精、植物油各適量。

做法

❶韭菜擇洗乾淨，切段；豆腐乾洗淨，切絲。

❷炒鍋置火上，倒入適量植物油燒熱，放入韭菜、豆腐乾翻炒至韭菜熟透，加鹽和雞精調味即可。

白米 RICE

性平，味甘，歸脾、胃經。含葡萄糖、麥芽糖、維他命B1、維他命B2及鈣、磷、鐵、膳食纖維等。一般均可食用，但糖尿病患者不宜多食。

補脾清肺、促進消化

白米做成粥食用，有補脾清肺的功效，米湯可刺激胃液分泌，有助於消化。

消炎

白米富含維他命B群，有助於消除口腔炎症。

絕配

綠豆　提高白米的營養利用率

黑米　開胃、增進食慾

忌配

蜂蜜　致胃痛

鹼　破壞白米中的維他命B群

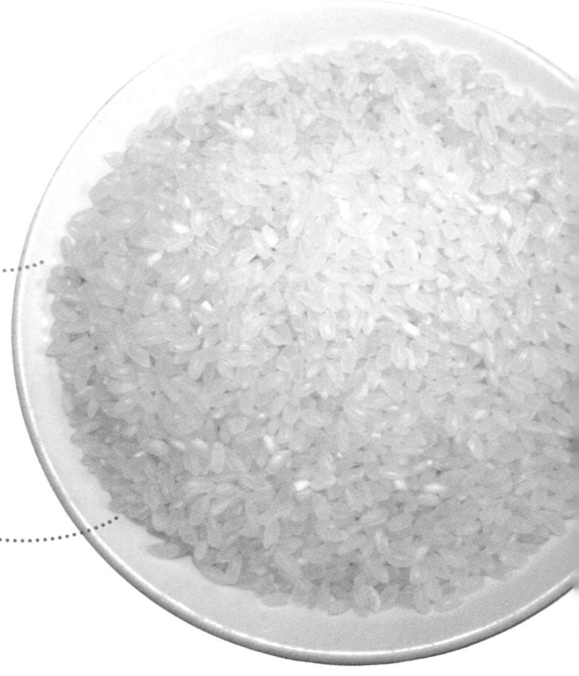

TIPS

1 優質白米顆粒均勻，有光澤、乾燥無蟲、無沙粒，米灰和碎米極少，聞之有股清香味。品質差的白米，顏色暗，碎米和米灰多，潮濕而有黴味。

2 在放米的容器或者米袋裡放幾瓣大蒜，少量海帶，或是用布包數粒花椒，可以發揮防止蛀蟲的作用。

3 淘洗白米時次數不宜多，也不宜用手搓洗米，以免使白米所富含的維他命B1流失。

4 蒸好的白米飯不宜用水浸泡後做拌飯吃，不然會損失掉白米中所富含的維他命B群。

5 一把乾白米加半杯肥皂水倒入花瓶內，可輕鬆除掉花瓶內壁汙垢，使花瓶透亮光潔。

美味健康食譜

Recipe

白米綠豆粥

材料 白米150克、50克。　**調料** 白糖適量。

做法

❶將白米用清水淘淨；綠豆去雜質淘洗乾淨，用清水浸泡3～4小時。

❷將綠豆放入鍋中，加清水大火燒沸，以小火煮40分鐘左右，至綠豆酥爛時，放入白米，用中火燒煮30分鐘左右，煮至米粒開花，粥湯稠濃，加白糖拌和即可。

秘訣 在煮之前將綠豆乾炒一下或用冷水泡至少一個小時，可更快煮爛。

糯米 GLUTINOUS RICE

性溫，味甘，歸脾、胃、肺經。含蛋白質、澱粉、維他命B1、維他命B2、維他命B3及磷、鈣、鐵等。一般皆可食用，尤其適合體虛多汗、脾胃虛弱、神經衰弱、病後、產後的人。但胃炎、十二指腸炎、消化道炎患者不宜。

健脾開胃

糯米富含維他命B群和離胺酸，能夠刺激胃蛋白酶與胃酸的分泌，增進食慾，溫暖脾胃。

消炎消腫

糯米中的核黃素（維他命B2），能維持皮膚、口腔和眼睛的健康，還可防治口角炎、舌炎、口腔炎、結膜炎、唇炎等病。

滋補禦寒、緩解氣虛

糯米能夠補養人體正氣，吃下後會全身發熱，可發揮滋補、禦寒的作用。對氣虛所導致的盜汗、氣短、乏力等症狀可發揮改善作用。

✓ 絕配

- 百合　消除疲勞、改善氣色
- 紅棗　祛寒健脾胃
- 紅豆　改善脾胃功能、消水腫
- 葵花籽　促進食慾

✗ 忌配

- 蘋果　引起腸胃不適
- 醋　易致消化不良

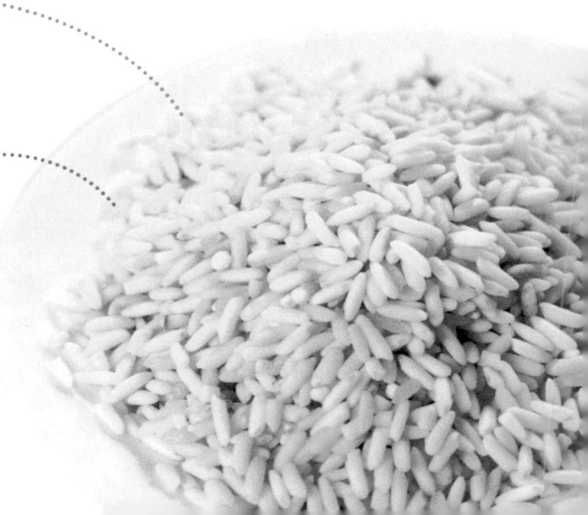

TIPS

1. 品質好的糯米米粒較大，顆粒均勻，顏色白皙，有米香，無雜質。
2. 將蒜頭放在米袋內，可防止糯米因保存時間長而生蟲，不過也要早吃，以防黴壞。
3. 糯米含較多澱粉，黏性高而且不易消化，所以一次不要吃太多，尤其是腸胃功能不佳者及消化能力弱的老年人和小孩，最好少吃；而且在吃的時候要減慢攝取的速度，以免造成消化不良或吞咽障礙。
4. 糯米適宜在冬天食用，因為糯米性溫，食用後會感覺身上很暖和。

美味健康食譜

Recipe

百合紅棗糯米粥

材料 乾百合5克、紅棗10顆、糯米100克。

做法

❶乾百合用清水泡軟；紅棗洗乾淨；糯米淘洗乾淨，用清水浸泡2小時。

❷鍋置火上，倒入適量清水燒開，放入糯米煮至九成熟，加紅棗和百合煮至米粒熟爛的稀粥即可。

秘訣 在蒸煮糯米前要先浸泡兩個小時，蒸煮的時間要控制好，否則煮過頭的糯米就失去了糯米的香氣和原味，而時間不夠長的話，糯米會過於生硬。

玉米 CORN

性平，味甘，歸胃、腸經。含蛋白質、澱粉、維他命B1、維他命B2、維他命B3、維他命E及鎂、磷、鈣、鐵、膳食纖維等。大多數人都可以食用，尤其是習慣性便秘者，但容易腹脹的人不宜。

排毒

玉米含有大量膳食纖維，能刺激腸道蠕動，加速排便，降低腸道內的毒素濃度。其所含有的鎂可增加膽汁分泌，促進身體排出毒素。

護眼明目

玉米含有黃體素、玉米黃質，可以對抗眼睛老化，玉米中還含有類黃酮，對視網膜黃斑有一定作用；硒還可以調節甲狀腺的工作，防止白內障發生。

健腦、延緩衰老

玉米中含有較多的麩胺酸，能促進腦細胞代謝，常吃玉米，尤其是鮮玉米，具有健腦作用。其中的天然維他命也有促進細胞分裂、延緩衰老、降低血清膽固醇、防止皮膚病變的功能，還能減輕動脈硬化和腦功能衰退。

忌配

田螺　易致中毒

牡蠣　影響牡蠣中鋅的吸收

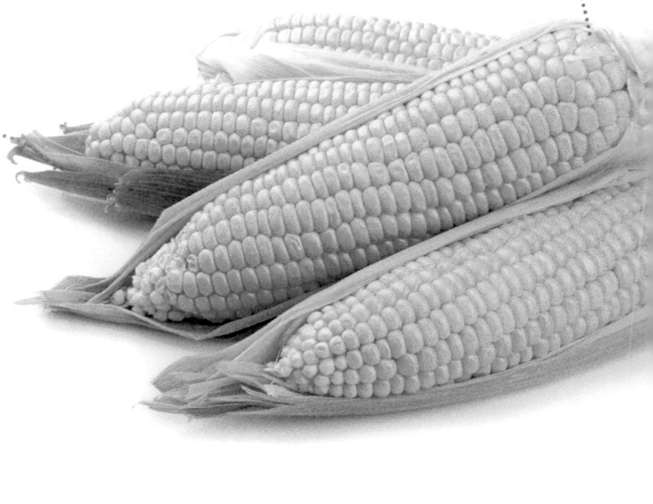

絕配

雞蛋　減少膽固醇的吸收量

鹼　幫助吸收和利用維他命B3

松子仁　預防心臟病，防癌、抗癌

鴿肉　防治神經衰弱

TIPS

1 選購玉米粉時，抓少許放在手中，反覆揉搓後抖落，如果手心黏有深黃或淺黃的粉末狀物質，説明其中摻入了色素或顏料，不宜購買。玉米棒應挑選七八分熟的為好，太嫩，水分太多；太老，口味欠佳。

2 玉米粉易受潮發黴，應置於陰涼乾燥處保存。如果是保存玉米棒，把外皮及鬚去除，洗淨擦乾，用保鮮膜包起來後放入冰箱中冷藏保存即可。

3 玉米的胚尖營養很豐富，食用玉米粒時應把胚尖全部吃掉。

4 食用鮮玉米以六、七分熟為好，太嫩水分太多，太老澱粉增加、蛋白質減少，口味也欠佳。

5 蒸饅頭時可用新鮮的玉米葉代替紗布，既能防黏，又可蒸出帶有玉米香味的饅頭。

美味健康食譜

Recipe

玉米雞蛋羹

材料 鮮奶50毫升、雞蛋1顆、玉米粉30克。

調料 蜂蜜適量。

做法

❶雞蛋洗淨，磕入碗中打散；玉米粉放入大碗中，加適量清水調成稀糊狀。

❷鍋置火上，倒入玉米麵糊和少許清水煮至黏稠，淋入雞蛋液，離火，涼至溫熱，加牛奶和蜂蜜調味即可。

薏仁 JOB'S TEARS

性微寒，味甘淡，歸脾、胃、肺、大腸經。含蛋白質、澱粉、糖類、維他命B1及鈣、磷、鎂等。多數人都可以食用，尤其適合體弱的人，但懷孕早期的婦女及汗少、尿多、便秘者不宜。

降血脂

薏仁中富含水溶性膳食纖維，可以吸附膽鹽（負責消化脂肪），使腸道對脂肪的吸收率變差，進而降低血脂。

祛濕消腫

薏仁可以促進體內血液和水分的新陳代謝，有利尿、消水腫的作用，並可幫助排便，有助於排毒。

去斑美膚

薏仁含有一定量的維他命E，常食可以保持皮膚光澤細膩，消除粉刺、色斑，改善膚色。

防癌抗癌

薏仁內含的薏仁酯、亞麻油酸有抑制癌細胞生長的作用。

忌配

海帶　易引起瘀血和靜脈曲張

絕配

栗子　補益脾胃

紅豆　預防貧血促進食慾

桂圓肉　改善皮膚乾燥與粗糙

瘦豬肉　健脾祛濕

腐竹　降低膽固醇

紅蘿蔔　養顏潤膚

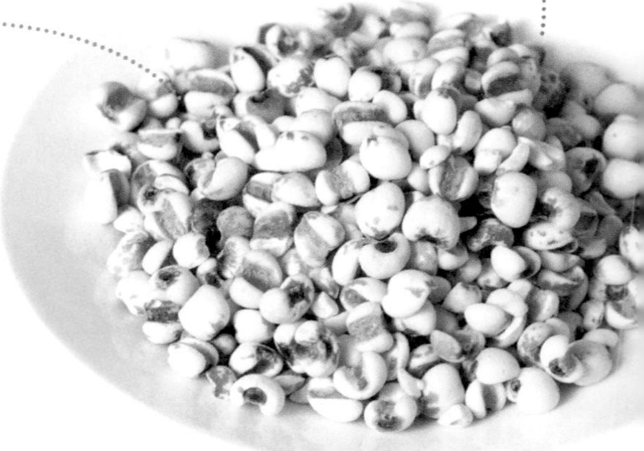

TIPS

1. 選購薏仁時，以粒大、飽滿、色白、雜質及碎屑少、完整、帶有清新氣味者為佳品。
2. 薏仁夏季受潮極易生蟲和發黴，應貯藏於陰涼、通風、乾燥處。貯藏前要篩除薏仁中的粉粒、碎屑，以防止生蟲和生黴。
3. 薏仁的質地較硬，一般烹調前需用水浸泡，浸泡用的水最好與薏仁一起下鍋同煮，避免薏仁中所含的營養物質在浸泡中受到損失。
4. 薏仁對子宮平滑肌有刺激作用，可促使子宮收縮，會有誘發流產的可能，所以孕婦應忌食。

美味健康食譜

Recipe 1

薏仁紅豆粥

材料 薏仁20克、紅豆20克、白米30克。

做法

❶紅豆淘洗乾淨，用清水浸泡4～6小時；薏仁淘洗乾淨，用清水浸泡2～3小時；白米淘洗乾淨。

❷鍋置火上，倒入適量清水燒開，下入薏仁、紅豆和白米，大火煮開，轉小火煮至米、豆熟爛即可。

Recipe 2

冬瓜薏仁豬肉湯

材料 薏仁20克、瘦豬肉100克、冬瓜150克。

調料 鹽、雞精、香油各適量。

做法

❶薏仁淘洗乾淨，用清水浸泡2～3小時；瘦豬肉洗淨，切塊；冬瓜去皮，除瓤和籽，切塊。

❷湯鍋置火上，倒入適量清水燒開，下入薏仁煮至七成熟，放入瘦豬肉煮至八成熟，加冬瓜塊煮熟，用鹽和雞精調味，淋上少許香油即可。

燕麥 OATS

性平，味甘，歸肝、脾、胃經。含蛋白質、澱粉、維他命B1、維他命B2、維他命E及鈣、磷、鐵、鉀、硒、膳食纖維等營養成分。一般皆可食用，尤其適合高血壓、血脂異常、動脈硬化、盜汗、浮腫、習慣性便秘者，但不宜皮膚過敏者。

降低膽固醇

燕麥中較多的亞麻油酸和水溶性膳食纖維可降低膽固醇在心血管中的積累，降血脂，對動脈粥樣硬化性冠心病有較好的防治作用。

防治糖尿病

燕麥中的水溶性膳食纖維能阻止小腸吸收澱粉，緩和餐後血糖上升；微量元素鉻參與體內糖代謝，對糖尿病有較好的防治作用。

通便、排毒、減肥

燕麥中的膳食纖維含量高，能夠潤腸通便、排除毒素，同食增加飽腹感，減少進食，因此也可以減肥。

✓ **絕配**

- 降脂　豆類
- 補血　紅棗
- 防癌、抗衰老　香菇
- 潤肺止咳　百合

✗ **忌配**

- 導致腹痛和噁心　橘子
- 影響人體對鈣的吸收　菠菜

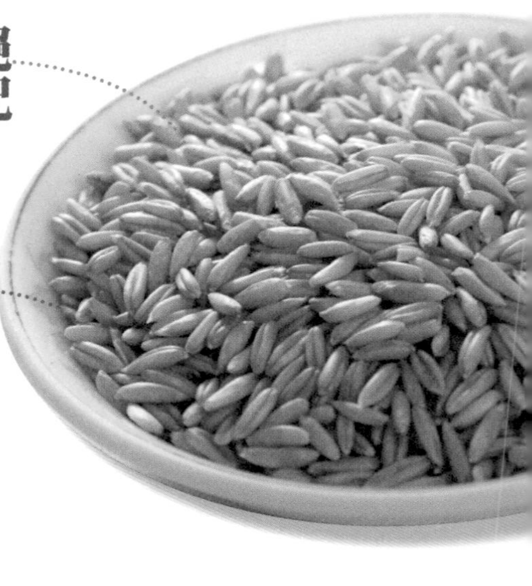

美容、抗衰老

燕麥富含維他命E，可以抗氧化、美肌，具有很好的美容功效，加上亞麻酸、銅、鋅、硒、鎂能清除體內多餘的自由基，延緩衰老。

TIPS

1. 應選購潔淨、顆粒均勻飽滿、不含穀麩和粒狀雜物、無異味的整麥粒。
2. 燕麥米或燕麥片適宜密封後存放在常温、通風、乾燥的環境中。
3. 燕麥一次不宜食用過多，否則會造成胃痙攣或脹氣。
4. 食用即食燕麥片時，不宜烹煮過久，不然會損失營養。

美味健康食譜

Recipe 1

涼拌燕麥麵

材料 燕麥麵100克、青椒1個。

調料 香菜末、鹽、雞精、香油各適量。

做法

❶燕麥麵加適量清水和成表面光滑的麵糰，發酵20分鐘，桿成一大張薄麵片，將麵片切成細絲，蘸乾燕麥麵抓匀、抖開即成手桿麵。

❷鍋置火上，倒入適量清水燒沸，下入燕麥手桿麵煮熟，撈出；青椒洗淨，去蒂，除籽，切絲。

❸將青椒絲放在煮好的燕麥手桿麵上，加入鹽、雞精、香菜末、香油調味即可。

Recipe 2

燕麥南瓜粥

材料 燕麥50克、白米30克、南瓜100克。

做法

❶燕麥和白米淘洗乾淨；南瓜去皮和籽，洗淨，切小丁。

❷燕麥、白米和南瓜丁放入電鍋內，倒入適量清水，選擇煮粥鍵，煮至電鍋提示粥煮好即可。

地瓜 SWEET POTATO

性平，味甘，歸脾、胃、大腸經。含澱粉、胡蘿蔔素、維他命B群，鉀、磷、硒等十餘種微量元素、膳食纖維。一般均可食用，尤其適合經常被便秘困擾的人，但胃潰瘍患者、胃酸過多者及容易脹氣的人不宜。

通便、排毒、減肥

地瓜含有大量膳食纖維，能刺激腸胃蠕動，從而發揮通便排毒的作用。其中富含纖維素，也能增加飽腹感，減少進食量，達到減肥瘦身的效果。

防動脈硬化

地瓜所含黏液蛋白能保持血管壁的彈性，防止動脈粥樣硬化。

防癌抗癌

地瓜中含有一種抗癌物質，能預防結腸癌和乳腺癌，另外還含有豐富的胡蘿蔔素，能夠消除致癌的氧自由基，增強人體免疫力。

養顏益壽

地瓜中的綠原酸，可抑制黑色素產生，防止出現雀斑和老人斑，還可抗衰老，保持皮膚的彈性。

絕配

健脾養胃	白米
減少胃酸	白菜
強心護肝	牛奶
蛋白質互補	玉米粉

忌配

造成胃結石	柿子
致腹痛和腹瀉	螃蟹
易腹瀉	蜂蜜

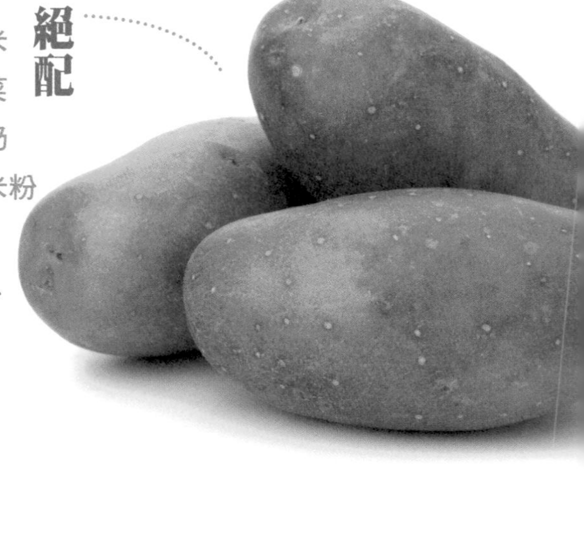

TIPS

1 地瓜應選外表乾淨、光滑、少皺紋，手感堅硬，且無斑點、無腐爛者。

2 地瓜存放前應在陽光下晾曬1～2天，然後放在紙箱裡，再放到陰涼處，這樣能保鮮1個月左右。

3 表面出現黑褐色斑塊的地瓜不要食用，易引起中毒。

4 地瓜含有氣化酶，吃後有時會發生燒心、吐酸水、肚脹排氣等現象，但只要一次別吃得過多，而且和米麵搭配著吃，並配以鹹菜或喝點菜湯即可避免。

美味健康食譜

Recipe 1

地瓜粥

材料 地瓜1根、紅棗3顆、白米100克。

做法

❶白米淘洗乾淨，加少許水浸泡30分鐘左右；地瓜去皮切小塊備用；紅棗洗淨。

❷將浸泡後的米和地瓜倒入鍋中，加開水，煮至沸騰時加入紅棗同煮，至地瓜熟透，粥黏稠即可。

秘訣 地瓜一定要煮至熟透，否則不易消化，傷胃。

Recipe 2

芋頭地瓜粥

材料 芋頭、地瓜各30克，白米80克。

做法

❶芋頭、地瓜去皮，洗淨，切丁；白米淘洗乾淨。

❷鍋內加適量清水置火上，放入芋頭丁、地瓜丁和白米中火煮沸，轉小火熬煮至稠粥即可。

小麥

WHEAT

性涼，味甘，歸心、脾、腎經。含碳水化合物、維他命B1、維他命B2，磷、鉀等多種微量元素，膳食纖維。一般均可食用，尤其適合腳氣病、末梢神經炎者及體虛自汗、盜汗、多汗者，但肝病晚期患者不宜。

預防便秘

小麥富含膳食纖維，能保持大便通暢，有效預防便秘。

養心安神

小麥中含有豐富的維他命B群，能安定神經。

治腳氣病

小麥皮（麥麩）和小麥粒中含有多量的維他命B1，有防治腳氣病、末梢神經炎的作用。

TIPS

1. 小麥粉應選色澤為乳白色或淡黃色、沒有黴味的，用手捻搓時手感綿軟的。
2. 買回家的麵粉最好裝進乾淨的塑膠袋中存放，因為可將麵粉與空氣隔絕，不但不容易返潮，還不容易生蟲子。
3. 用小麥粉發麵時不宜用小蘇打，小蘇打會嚴重破壞麵粉中的維他命B群，宜用酵母發麵，不僅讓麵食好味道，還提高了其營養價值。
4. 水龍頭變黑時，可先用乾布蘸麵粉來擦，然後再用濕布擦，最後用乾布擦一擦，可把水龍頭擦得很光亮。

絕配　紅棗　除煩祛躁

忌配　枇杷　生痰

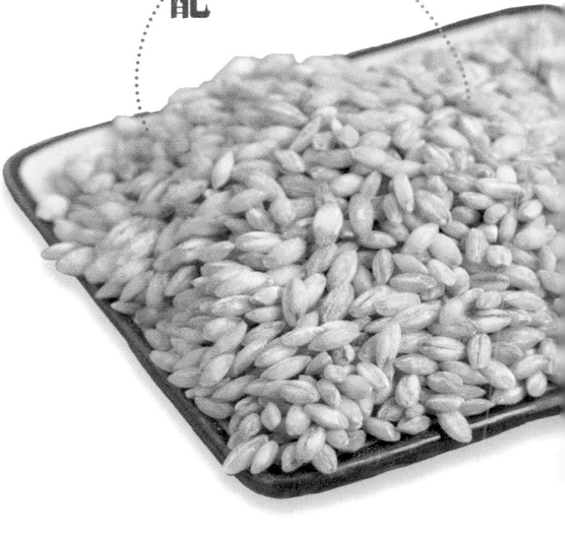

小米 MILLET

性微寒，味甘，歸脾、胃、肺經。含蛋白質、維他命B1、維他命B2、鐵、鈣、鉀、磷、膳食纖維等。一般皆可食用，尤其適合產婦、老年人及失眠、身體虛弱者，但脾胃虛寒者不宜。

滋陰補血

小米中的類雌激素物質有滋陰功效；含鐵量高，能補血。

和胃安眠

小米中含有豐富的維他命B1和B12，能防止消化不良；另外還有色胺酸，可以調節睡眠。

壯陽優生

小米中的鋅、硒、錳、銅、碘等微量元素能維護生殖健康。

絕配 大豆 增加蛋白質的利用率

忌配 杏仁 易致嘔吐和腹瀉

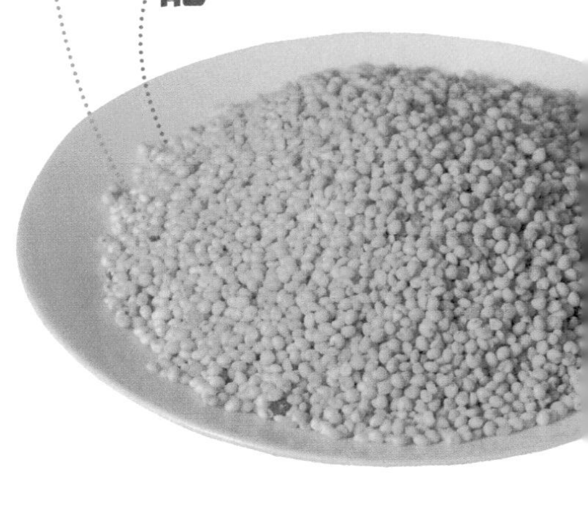

TIPS

1. 優質小米的米粒大小、顏色均勻，呈黃色或金黃色，有光澤，很少有碎米，無蟲，無雜質；聞起來具有清香味。
2. 將小米放在陰涼、乾燥、通風較好的地方。儲藏前水分過大時，不能曝曬，可陰乾。
3. 用小米煮粥，睡前食用，易使人安然入睡。

蕎麥 BUCKWHEAT

性平，味甘，歸脾、胃經。含蛋白質、膳食纖維、碳水化合物、維他命B1、維他命B2及鈣、磷、鐵、鉀等。一般皆可食用，尤其適合糖尿病和肥胖症患者，但脾胃虛寒、經常腹瀉和消化不良者。

抗菌消炎

蕎麥中的某些黃酮成分具有抗菌、消炎、止咳、平喘、去痰的作用。

降血脂、膽固醇

蕎麥中的鎂、維他命B3和蘆丁能降低血脂和血液膽固醇。

降血糖

蕎麥富含膳食纖維，可改善葡萄糖耐量，延緩餐後血糖上升的幅度，對糖尿病患者十分有利。

絕配

優酪乳　降低膽固醇

雞蛋　能維持皮膚及神經系統健康

忌配

黃魚　不利消化

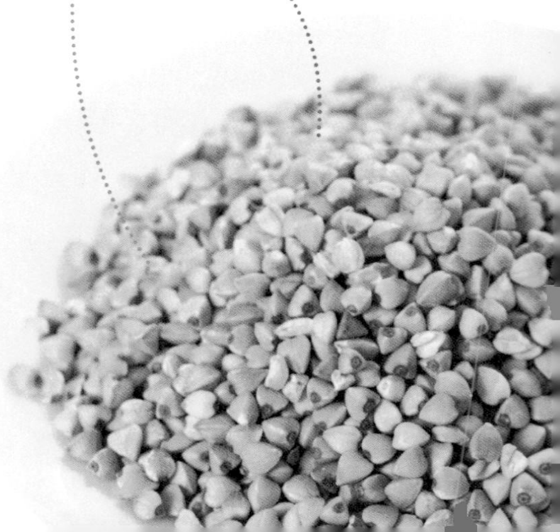

TIPS

1. 蕎麥應選大小均勻、飽滿、有光澤的。
2. 蕎麥米應在常溫、乾燥、通風的環境中儲存；蕎麥麵應放在密閉容器內低溫保存。
3. 蕎麥一次不可食用太多，否則容易造成消化不良。
4. 蕎麥米口感較粗糙，烹調時宜加些白米，能讓口感變得滑、軟一些。

木耳 JEW'S EAR

性平，味甘，歸肺、胃、肝經。含蛋白質、胡蘿蔔素、維他命B1、維他命B2及鐵、鉀、磷、鈣、鎂等。一般均可食用，尤其適合心腦血管疾病、結石症患者，但出血性疾病患者、腹瀉者不宜吃，孕婦不宜多吃。

減肥瘦身

木耳含有豐富的膳食纖維，能促進胃腸蠕動，加速腸道脂肪排泄，減少食物中脂肪的吸收，從而防止肥胖。

清胃滌腸

木耳中富含膠質，經常食用會把殘留在人體消化系統內的灰塵、雜質集中並吸附起來排出體外，發揮清胃滌腸的作用。

化解結石

腎結石初期的患者，每天吃2～3次黑木耳，可使結石消失。

絕配

- 蜂蜜　涼血化瘀
- 豆腐　健脾養胃
- 紅棗　補血

忌配

- 田螺　引起腸胃不適
- 鳳梨　反胃、消化不良

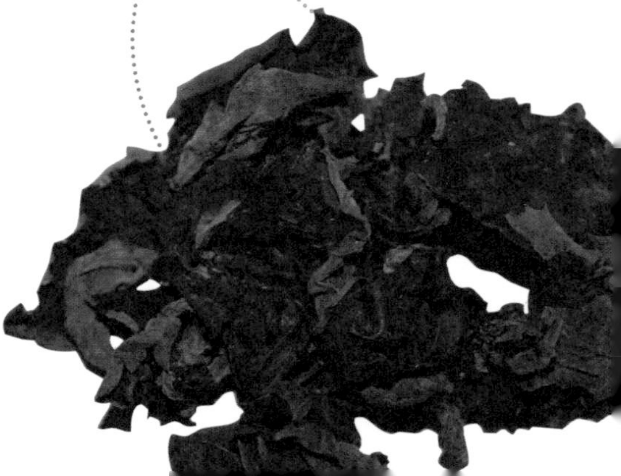

TIPS

1. 優質乾木耳朵大適度，朵面烏黑無光澤，朵背略呈灰白色。
2. 乾木耳烹調前宜用溫水泡發，泡發後仍然緊縮在一起的部分不宜吃。

銀耳

TREMELLA FUCIFORMIS

性平，味甘，歸肺、胃經。含蛋白質、胡蘿蔔素、維他命B1、維他命B2及鐵、鉀、磷、鈣、鎂等。一般皆可食用，尤其適合陰虛火旺、免疫力低下、體質虛弱、大便秘結者，但出血性疾病患者、腹瀉者不宜。

減肥瘦身

銀耳含豐富膳食纖維，能促進胃腸蠕動，減少脂肪吸收，從而達到減肥效果

潤膚美白

銀耳富有植物性膠質，加上它的滋陰作用，長期食用可以潤膚，並有去除臉部黃褐斑、雀斑的功效。

保肝護肝

銀耳蛋白質中含有17種胺基酸，這些胺基酸和酸性異多醣、有機磷、有機鐵能提高人體免疫能力和肝臟的解毒能力，發揮保護肝臟的作用。

✓ 絕配

- 蓮子：減肥、淡斑
- 木耳：潤肺、補血、益氣
- 魷魚：防癌、抗衰老

✗ 忌配

- 茶：降低銀耳中鐵的吸收

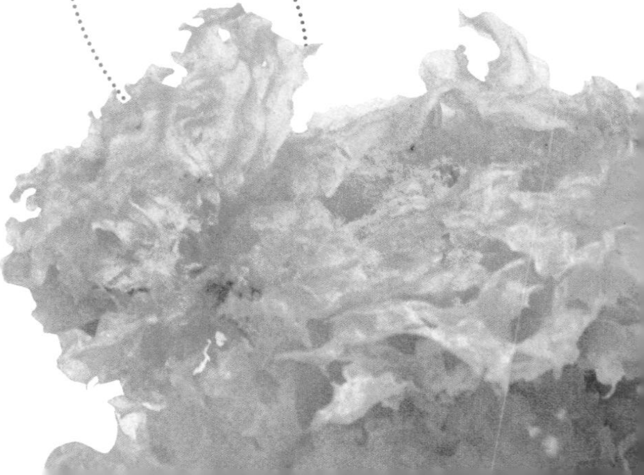

TIPS

1. 質量好的銀耳，耳花大而鬆散，耳肉肥厚，色澤呈白色或略帶微黃，蒂頭無黑斑或雜質，朵形較圓整，大而美觀。
2. 銀耳受潮會發黴變質，如能聞出酸味或其他氣味，則不能再食用。

金針菇

ENOKI MUSHROOM

性寒，味鹹，歸肝、胃、腸經。含蛋白質、維他命B2及鐵、鉀、鋅、鎂、膳食纖維等。一般皆可食用，尤其適合營養不良的老人、兒童和氣血不足的人，但脾胃虛寒者不宜多食。

防癌抗癌

金針菇含有一種叫樸菇素的物質，能增強身體對癌細胞的抗禦能力。

健腦益智

金針菇的離胺酸和精胺酸含量尤其豐富，且含鋅量比較高，對增強智力，尤其是對兒童的身高和智力發育有良好的作用。

提高免疫力

金針菇的多醣能促進蛋白質、核酸的合成，提高身體免疫力。

絕配

益智強體	豆腐
益氣、補血	雞肉
提高免疫力	花椰菜

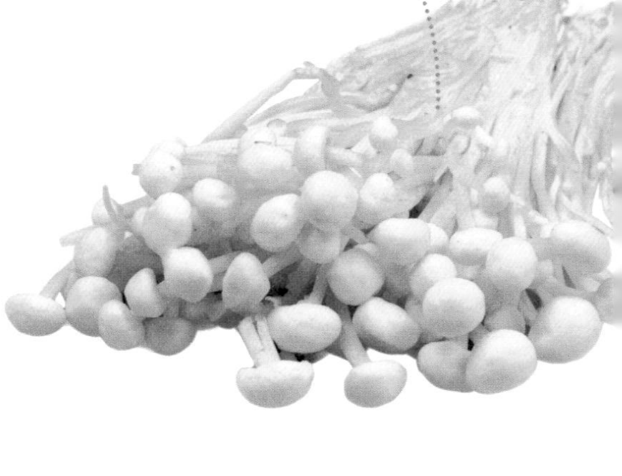

TIPS

1. 金針菇應選未開傘、菇體潔白如玉、菌柄挺直、均勻整齊、無褐根、基部少黏連的。
2. 新鮮的金針菇中含有秋水仙鹼，人食用後，容易因氧化而產生有毒的二秋水仙鹼，它對胃腸黏膜和呼吸道黏膜有強烈的刺激作用，秋水仙鹼很怕熱，大火煮十分鐘左右就能將其破壞，所以在食用金針菇前最好用沸水焯燙金針菇。

香菇 MUSHROOM

性平，味甘，歸脾、胃經。含蛋白質、維他命B1、維他命B2、維他命D及鐵、鉀、磷、鎂、膳食纖維等。一般人皆可食用，尤其適合身體虛弱、久病氣虛、食慾不振的人，但皮膚搔癢、脾胃虛寒者不宜。

降壓降脂

香菇中含有嘌呤、膽鹼、酪胺酸、氧化酶以及某些核酸物質，能發揮降血壓、降膽固醇、降血脂的作用。

防治便秘

香菇中的纖維素能促進胃腸蠕動，防止便秘。

提高免疫力

香菇裡有一種一般蔬菜缺乏的麥甾醇，它可轉化為維他命D，促進體內鈣的吸收，並可增強人體抵抗疾病的能力。

✓ 絕配

- 健脾養胃 豆腐
- 化痰理氣 薏仁
- 促進食慾、有益神經系統健康 瘦豬肉
- 護眼、抗衰老 芹菜

✗ 忌配

- 引起結石 螃蟹
- 易生黑斑 鵪鶉蛋
- 降低彼此的營養價值 豬肝
- 破壞類胡蘿蔔素 番茄

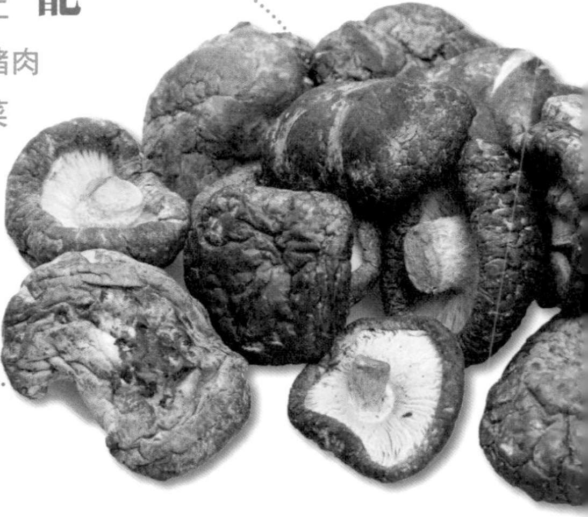

防癌抗癌

香菇的多醣體是最強的免疫劑和調節劑，具有明顯的抗癌活性，可以使因患腫瘤而降低的免疫功能得到恢復。多醣體可刺激抗體形成，提高並調整身體內部的積極防禦功能。

TIPS

1. 好的香菇色澤黃褐，體圓齊正，菌傘肥厚，蓋面平滑，質乾不碎；手捏菌柄有堅硬感，放開後菌傘隨即膨鬆如故；菌傘下面的褶襉要緊密細白，菌柄要短而粗壯。
2. 鮮香菇擇洗乾淨後用沸水焯燙撈出，瀝乾水分，裝入保鮮袋中，放入冰箱冷凍，隨用隨取，可保鮮一個月左右，而且不失原味。
3. 香菇無論是鮮品還是乾品都不能用熱水浸泡或長時間浸泡，以免大量流失營養成分。泡發香菇的水不要丟棄，很多營養物質都溶在水中。

美味健康食譜

Recipe

香菇炒芹菜

材料 芹菜200克、鮮香菇100克。

調料 蔥花、蒜末、鹽、雞精、植物油各適量。

做法

❶芹菜擇洗乾淨，入沸水中焯透，撈出，瀝乾水分，切段；鮮香菇去蒂，洗淨，入沸水中焯透，切片。

❷炒鍋置火上，倒入適量植物油，待油溫燒至七成熱，炒香蔥花，倒入芹菜段和香菇翻炒3分鐘，加鹽、蒜末和雞精調味即可。

海帶

KELP

性寒，味鹹，歸肝、胃、腎經。含蛋白質、維他命B1、維他命B2及碘、鐵、鈣、鎂、膳食纖維等。一般皆可食用，尤其適合缺鐵性貧血、糖尿病、心血管疾病患者，但甲狀腺功能亢進者、脾胃虛寒者忌食，哺乳期婦女不宜多食。

排毒清腸

海帶富含大量膳食纖維、不飽和脂肪酸和膠質，能促進腸胃蠕動，清除體內毒素，從而達到清腸排毒的作用。

除脂消腫

海帶碘含量豐富，在人體內與酪胺酸合成甲狀腺素，從而調節身體的水鹽平衡，有消腫的功效；海帶中還含有大量的鈣，能參與人體代謝合成，促進某些酶的活動，調節神經功能。

降壓利尿

海帶的析出物甘露醇是一種滲透性利尿劑，進入體內能有效地降低顱內壓、眼內壓、減輕腦水腫；海帶中的海帶氨酸也有降壓作用。

絕配

- 豆腐：降血壓、改善便秘
- 芝麻：益壽養顏
- 冬瓜：利尿消腫
- 瘦豬肉：祛濕

忌配

- 柿子：傷腸胃
- 白酒：引起消化不良
- 洋蔥：致便秘

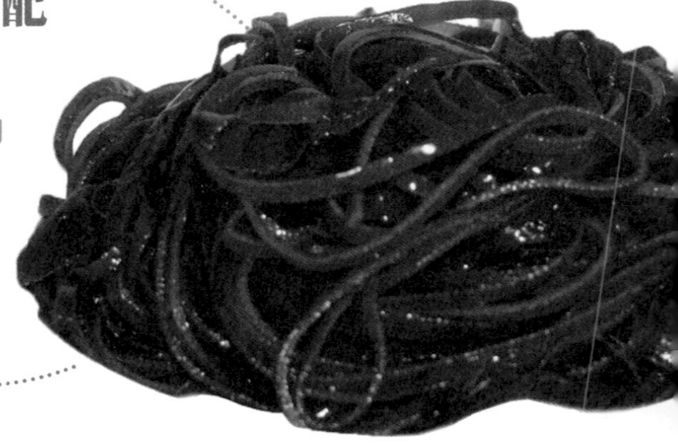

防心腦血管病

海帶中含有大量的不飽和脂肪酸EPA，能降低血液的黏稠度，減少血管硬化，經常食用有預防心腦血管疾病的功效。

TIPS

1. 選購乾海帶應以表面附有白色粉末，葉寬厚，色濃綠或紫中微黃，無枯黃葉，尖端無腐爛，乾燥，無泥沙雜質，整潔乾淨無黴變，且手感不黏者為上品。選購水發海帶時，應選擇整齊乾淨、無雜質和異味者。
2. 海帶買回來後儘可能在短時間內食用掉，暫時不吃的鮮海帶不要洗，直接用塑膠袋密封放於冰箱冷藏，可以存放半年而不變味。
3. 乾海帶含有較高的有毒金屬——砷，因此，烹製前應先用清水漂洗，然後浸泡6小時以上（不可過長），並要勤換水。
4. 吃海帶後不要馬上喝茶，也不要立刻吃酸澀的水果，否則會阻礙海帶中鐵的吸收。
5. 在白米裡放入少量乾海帶，可以防止白米生蟲、黴變。但要注意，過一段時間後乾海帶會變濕，晾乾後可重新放回米中，仍能防止白米生蟲或黴變。

美味健康食譜

Recipe

肉末海帶

材料 水發海帶絲150克、瘦豬肉100克。

調料 蔥花、鹽、醬油、雞精、植物油各適量。

做法

❶海帶洗淨，切段；瘦豬肉洗淨，切成肉末。

❷炒鍋置火上，倒入適量植物油，待油溫燒至七成熱，炒香蔥花，加肉末滑熟，倒入海帶絲翻炒均勻，加醬油和適量清水燒至海帶軟爛，用鹽和雞精調味即可。

黃豆 SOYBEAN

性平，味甘，歸脾、胃、大腸經。含蛋白質、維他命B9、大豆異黃酮及鉀、鐵、鈣、鎂、膳食纖維等。一般均可食用，尤其適合更年期婦女、腦力工作者，糖尿病、肥胖症和心血管病患者，但消化功能不良、低碘者，慢性消化道疾病、嚴重肝病、腎病、痛風、消化性潰瘍、痤瘡患者不宜。

降糖降脂

黃豆中含有一種抑制胰酶的物質，對糖尿病有治療作用。黃豆所含的皂苷有明顯的降血脂作用，還可抑制體重增加。

防脂肪肝

黃豆中的卵磷脂還具有防止肝臟內積存過多脂肪的作用，從而有效地防治因肥胖而引起的脂肪肝。

防血管硬化

黃豆中的卵磷脂可除掉附在血管壁上的膽固醇，防止血管硬化，預防心血管疾病，保護心臟。

提高免疫力

黃豆含有豐富的蛋白質，含有多種人體必需的胺基酸，可以提高人體免疫力。

✓絕配

- 茄子　通氣順腸
- 絲瓜　清熱去痰
- 花生　豐胸、通乳
- 紅蘿蔔　潤膚、美膚

✗忌配

- 豬血　導致氣滯
- 優酪乳　影響鈣吸收
- 蕨菜　降低營養價值
- 紅糖　降低黃豆的營養價值

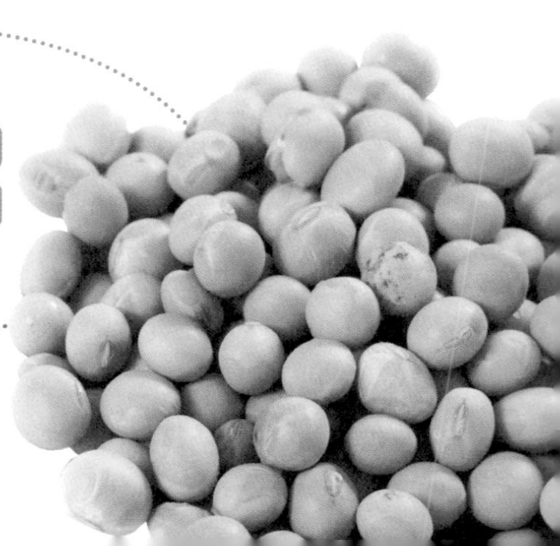

降低膽固醇

黃豆脂肪含膽固醇少，而富含亞麻油酸及亞麻油烯酸，這類不飽和脂肪酸使黃豆具有降低膽固醇的作用。黃豆中的可溶性纖維也有降低膽固醇的功效。

防癌抗癌

黃豆中富含皂角苷、蛋白酶抑制劑、異黃酮、鉬、硒等抗癌成分，對前列腺癌、皮膚癌、腸癌、食道癌等幾乎所有的癌症都有抑制作用。

TIPS

1. 好的黃豆色澤鮮豔有光澤，顆粒飽滿整齊均勻，無雜色，無缺損、黴爛、蟲蛀、破皮，用牙咬豆粒，發音清脆成碎粒。
2. 將乾黃豆放在乾燥的玻璃瓶或塑料瓶中，再放入幾粒蒜瓣，蓋嚴瓶蓋，放在陰涼、乾燥處存放，能防止黃豆生蟲或發黴。
3. 不宜一次吃太多黃豆，以免引起腹脹等不適。
4. 黃豆宜烹熟後再食用，因為生黃豆含有不利健康的抗胰蛋白酶和凝血酶。

美味健康食譜

Recipe

茄子燒黃豆

材料 茄子300克、乾黃豆30克。

調料 植物油、鹽、雞精、香菜、大蔥各適量。

做法

1. 乾黃豆用清水泡發，洗淨；將茄子洗淨切成大塊；香菜洗淨，切碎末；大蔥切蔥花。
2. 炒鍋置火上，倒入適量植物油燒熱，炒香蔥花，放入黃豆翻炒均勻，淋入適量清水燒至八成熟，下入茄子燒至熟透，加鹽和雞精調味，撒上香菜末即可。

綠豆

MUNG BEAN

性寒，味甘，歸心、胃經。含蛋白質、胡蘿蔔素、維他命B1、維他命B2及鉀、磷、鐵、鈣、鎂等。一般皆可食用，尤其適合熱性體質、高血壓及水腫患者，但脾胃虛弱、甲狀腺機能低下者不宜。

降膽固醇

綠豆中含有一種球蛋白和多醣，能促進動物體內膽固醇在肝臟分解成膽酸，加速膽汁中膽鹽分泌和降低小腸對膽固醇的吸收。

解毒

綠豆蛋白、鞣質和黃酮類化合物可與有機磷農藥及汞、砷、鉛化合物結合形成沉澱物，使之減少或失去毒性，並不易被胃腸道吸收。

清熱、消暑

中醫認為綠豆能清熱、消暑、除煩、止渴，非常適宜夏季食用。

抗過敏

綠豆具有抗過敏作用，可輔助治療蕁痲疹等過敏性疾病。

絕配

- 海帶：消暑止渴
- 南瓜：去火、生津
- 百合：清熱潤肺
- 木耳：益氣降壓

忌配

- 番茄：傷元氣
- 蘋果：易致中毒
- 人參：降低人參的滋補功效

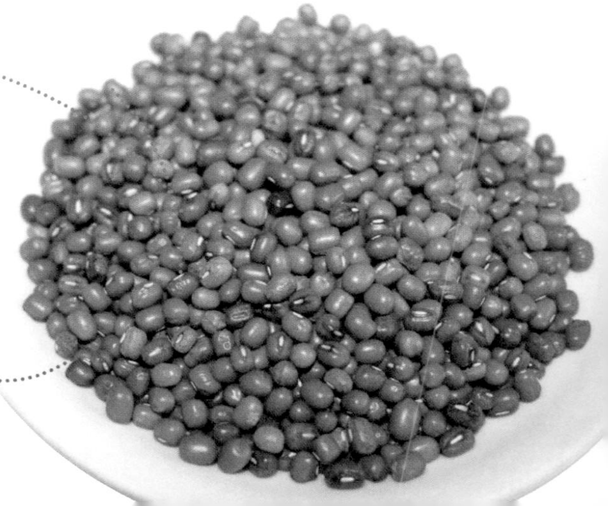

TIPS

1. 優質綠豆外皮蠟質清綠色或黃綠色，籽粒飽滿、均勻，很少破碎，無蟲，不含雜質。
2. 將綠豆放入無水、無油的玻璃瓶中，用噴壺裝少量白酒，噴灑在綠豆表面後攪拌均勻，然後蓋緊瓶蓋，能防止綠豆生蟲。
3. 煮綠豆忌用鐵鍋，因為豆皮中所含的單寧質遇鐵後會發生化學反應，生成黑色的單寧鐵，並使綠豆的湯汁變為黑色，影響味道及人體的消化吸收。
4. 綠豆不宜煮得太久、太爛，否則會使有機酸和維他命遭到破壞，從而降低清熱解毒功效。
5. 綠豆最好帶皮一起吃，不然會降低綠豆的營養功效。

美味健康食譜

Recipe

綠豆海帶湯

材料 綠豆40克、水發海帶50克、枸杞10克、冰糖適量。

做法

❶綠豆淘洗乾淨，用清水浸泡3～4小時；水發海帶洗淨，切片；枸杞洗淨。

❷鍋置火上，放入綠豆、海帶和枸杞，淋入沒過鍋中食材的清水，大火燒開後轉小火煮至綠豆熟軟，加冰糖煮至溶化即可。

豬肉 PORK

性平，味甘、鹹，歸脾、胃、腎經。含蛋白質、脂肪、維他命B1、維他命B2、維他命B12及鈣、磷、鐵等。一般均可食用，尤其適合營養不良者和發育中的兒童、少年，但肥胖、血脂異常及心血管疾病患者不宜多吃。

補腎養血

瘦豬肉可提供血紅素（有機鐵）和促進鐵吸收的半胱氨酸，能改善缺鐵性貧血。

潤膚美容

皮和豬骨富含膠原蛋白，可以防止皮膚老化，發揮美膚、護膚的功效。

促進新陳代謝

豬肉富含維他命B群，其中維他命B1的含量居肉類之冠，能促進人體新陳代謝，預防末梢神經炎。

✓絕配

- 白菜：養血通便
- 蘿蔔：滋陰潤燥、助消化
- 甜椒：減輕精神壓力
- 洋蔥：滋陰潤燥
- 黃瓜：清熱解毒
- 大蒜：提高維他命B1的吸收率，消除疲勞

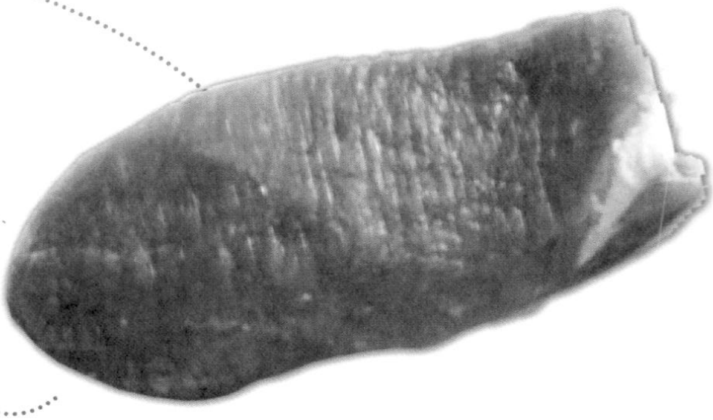

✗忌配

- 茶：容易便秘
- 田螺：易傷腸胃
- 牛肉：易消化不良

TIPS

1 新鮮豬肉表面不發黏，肌肉細密而有彈性，呈紅色，用手指壓後不留指印，纖維細軟，有一股清淡的自然肉香。

2 夏天氣溫高，鮮豬肉最易變質，可將一塊乾淨的白紗布浸在米醋中，然後用白紗布將鮮肉包起來，這種方法可使鮮肉保鮮24小時。

3 豬肉烹調前不要用熱水清洗，因為豬肉中含有一種肌溶蛋白的物質，在15℃以上的水中易溶解，若用熱水浸泡就會散失很多營養，同時口味也欠佳。

4 豬肉餡最好買鮮豬肉回家自己剁，市場上出售的豬肉餡通常是用絞肉機絞成，容易沾染上絞肉機的潤滑油。

5 燉母雞湯時放入一塊瘦豬肉，能使湯的味道更鮮美。

美味健康食譜

Recipe

豬肉炒洋蔥

材料 瘦豬肉100克、洋蔥1個。

調料 鹽、雞精、醬油、植物油、料酒各適量。

做法

❶洋蔥撕去老膜，去蒂，洗淨，切塊；瘦豬肉洗淨，切片，加鹽和料酒拌勻，醃製10分鐘。

❷炒鍋置火上，倒入植物油燒熱，放入豬肉片煸炒至熟，下入洋蔥翻炒至變軟且沒有辛辣味，加鹽和雞精調味即可。

秘訣 用料酒事先醃製豬肉可以去腥、去膩，口感更佳。

豬肝 PORK LIVER

性溫，味甘、苦，歸肝經。含蛋白質、脂肪、維他命A、維他命B1、維他命B2、維他命B12、維他命D、維他命B3、鐵等。一般皆可食用，尤其適合氣血虛弱、面色萎黃、缺鐵性貧血者，肝血不足所致的視物模糊不清、夜盲、眼乾燥症者，常在電腦前工作的人，但高血壓、冠心病、肥胖症患者及血脂高的人不宜。

護眼

豬肝中大量的維他命A能保護眼睛，預防夜盲症。

補血

豬肝含豐富的鐵和造血營養素，可防治缺鐵性貧血，是常見的補血食物。

護肝

中醫認為「以臟補臟，以臟治臟」，健康人常吃些豬肝能保護肝臟，肝病患者常吃些豬肝能促進肝細胞功能的恢復。

抗癌

豬肝中含有微量元素硒，能增強免疫力，具有抑癌能力。

✓ 絕配

- 養血通便　木耳
- 明目養肝　紅蘿蔔
- 防治貧血　菠菜
- 解除煩熱　白菜

✗ 忌配

- 降低營養價值　山楂
- 不利於吸收豆芽中的維他命C　豆芽
- 影響消化　蕎麥
- 不利於對豬肝中鐵的吸收　花椰菜

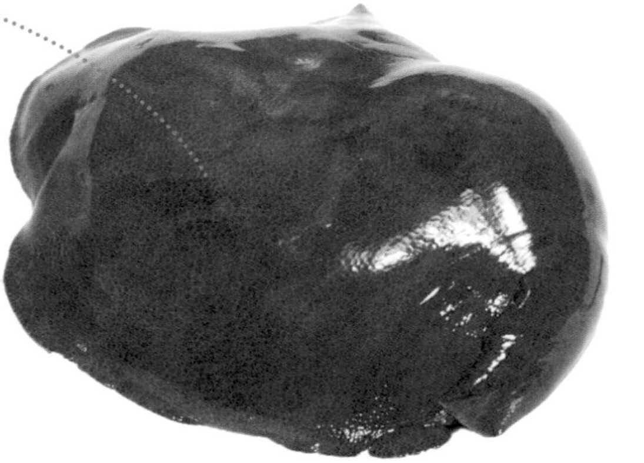

TIPS

1. 新鮮豬肝的顏色呈褐色或紫色，有光澤，表面或切面沒有水泡，用手接觸可感到很有彈性。如果豬肝的顏色暗淡，沒有光澤，表面起皺、萎縮，聞起來有異味，則是不新鮮的。
2. 在生豬肝表面塗抹上適量的植物油，然後放入密閉盛器中送入冰箱冷藏，能保鮮2～3天。
3. 豬肝是解毒器官，買回的鮮肝不要急於烹調，應該把豬肝放在水龍頭下沖洗10分鐘，然後放在水中浸泡30分鐘。

美味健康食譜

Recipe

豬肝菠菜湯

材料 豬肝50克、菠菜150克。

調料 蔥花、花椒粉、鹽、雞精各適量，香油3克。

做法

❶豬肝洗淨，切片；菠菜擇洗乾淨，放入沸水中焯透30秒，撈出，切段。

❷鍋內倒入適量水燒開，放入豬肝煮熟，再放入菠菜段，加蔥花、鹽、雞精和香油調味即可。

羊肉 MUTTON

性溫，味甘，歸脾、腎經。含蛋白質、脂肪、維他命B1、維他命B2及鈣、磷、鐵等。一般均可食用，尤其適合身體瘦弱、畏寒、脾胃虛寒、腰膝酸軟、產後血虛者，但發熱、牙痛、口舌生瘡、咳吐黃痰等有上火症狀的人不宜。

健脾胃

羊肉中含有豐富的胺基酸，可增加消化酶，保護胃壁，促進消化。

祛寒補暖

羊肉性溫，可促進血液循環，祛寒補暖，增強禦寒能力。

壯陽益腎

羊肉含大量蛋白質、脂肪、胺基酸和鋅，可治療陽痿，補腎氣。

補虛健力

羊肉含豐富的維他命B12、鐵，對貧血、產後體虛有良好功效。

強健骨骼

羊肉中的鈣含量比豬肉豐富，能強健骨骼，預防骨質疏鬆。

✓ 絕配

- 益胃平肝　山藥
- 補虛益氣　紅蘿蔔
- 減少吸收羊肉中的膽固醇　豆腐
- 祛寒、補氣血　生薑

✗ 忌配

- 容易上火　辣椒
- 容易腹瀉　醋
- 引發便秘　茶
- 傷元氣　西瓜

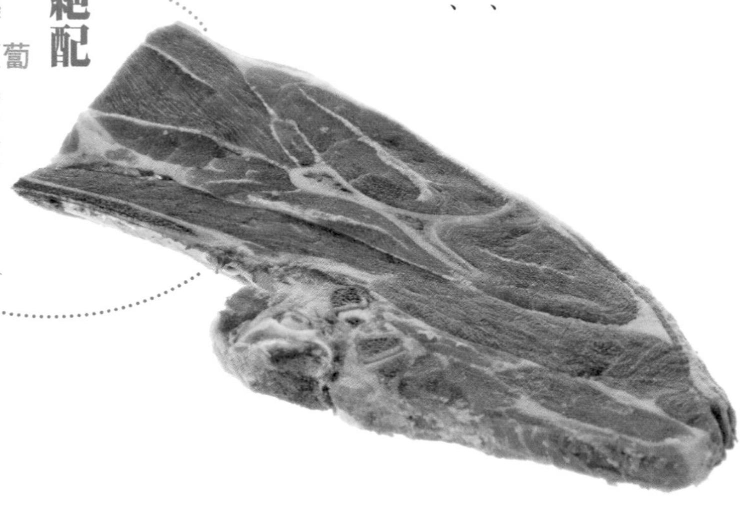

TIPS

1 新鮮羊肉的肉色鮮紅而均勻，有光澤，肉質細而緊密，有彈性，外表略乾，不黏手，氣味新鮮，無其他異味。不新鮮的羊肉肉色深暗，脂肪呈黃綠色，外表黏手，肉質鬆弛無彈性，略有酸味。

2 買回的新鮮羊肉要及時進行冷卻或冷藏，使肉溫降到5℃以下，以便減少細菌汙染，延長保鮮期。

3 羊肉溫熱而助陽，一次不要吃得太多，否則易引起上火，最好同時吃些白菜、冬瓜、油菜等，這樣既能使羊肉更好地發揮補益功效，又能消除羊肉的燥熱之性。

美味健康食譜

Recipe

羊肉山藥湯

材料 羊肉500克、山藥150克。

調料 蔥、薑、料酒、鹽、八角、雞精各適量。

做法

❶將羊肉洗淨，切塊，放入沸水鍋汆一下，撈出備用；山藥去皮洗淨，切滾刀塊備用；大蔥洗淨切段；薑切片備用。

❷鍋放入羊肉及適量水，用大火燒開，撇去浮沫，加入蔥、料酒、八角，改用小火燉至八成熟時，放入山藥燉熟，加入鹽、雞精調好味即可。

牛肉 BEEF

性平，味甘，歸脾、胃經。含蛋白質、脂肪、維他命A、維他命B1、維他命B6、維他命B12及鐵、鈣、鋅、磷等。一般皆可食用，尤其適合術後、病後調養的人及氣血兩虧、體虛久病、面色蒼白的人，但過敏、濕疹、搔癢者，肝病、腎病患者不宜。

補血養血

牛肉富含鐵質和優質蛋白質，可預防和治療缺鐵性貧血。

生肌健力

牛肉中的肌氨酸含量豐富，對增長肌肉、增強肌肉力量特別有效。

癒合傷口

牛肉富含鋅元素，可協助人體吸收利用蛋白質和糖類，加速傷口癒合的速度。

絕配

- 黃豆：緩解關節疼痛
- 青椒：預防貧血、增強體力
- 芹菜：強壯筋骨、滋補健身
- 白蘿蔔：健脾養胃
- 高麗菜：消除疲勞
- 芋頭：改善食慾不振

忌配

- 橘子：引起腹瀉
- 紅糖：引起腹脹
- 白酒：易上火
- 韭菜：易上火

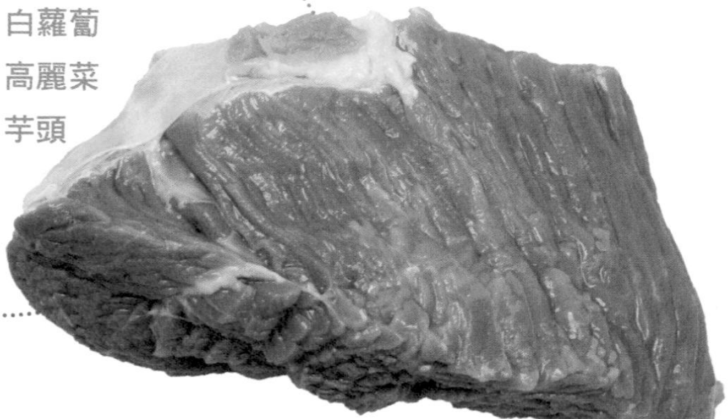

TIPS

1 牛肉應挑選色澤鮮紅、濕潤有彈性、脂肪為白色或奶油色的，聞起來要有鮮肉味兒。

2 牛肉的肌肉纖維較粗糙且不易消化，老人、幼兒及消化能力較弱的人不宜多吃，或適當吃些嫩牛肉。

3 牛肉的膽固醇含量較高，不宜常吃，最好每週吃1次。

4 燉牛肉時加入適量生薑，有溫陽祛寒的作用。

美味健康食譜

Recipe

牛肉蘿蔔湯

材料 牛肉150克、白蘿蔔250克。

調料 鹽、蔥、薑、醬油、香油、雞精、香菜各適量。

做法

❶將白蘿蔔洗淨，去頭切成絲；蔥、薑、香菜切成末備用。

❷牛肉洗淨，切成塊，放入碗內，加醬油、鹽、香油、蔥、薑末拌勻，醃漬入味。

❸將湯鍋置火上，放入開水500毫升，先下蘿蔔，湯開下牛肉，稍煮，下鹽、香油、雞精，起鍋盛入湯碗中，撒上香菜末即可。

雞肉 CHICKEN

性溫，味甘，歸脾、胃經。含蛋白質、脂肪、維他命A、維他命B1、維他命B2及鈣、磷、鐵等。一般皆可食用，尤其是老人、病人、產婦、氣血不足和體弱者，但急性腎炎、腎功能不全、膽結石、膽囊炎、胃潰瘍、痛風病患者不宜喝雞湯。

益智健腦

雞肉含有對人體生長發育有重要作用的磷脂類，可以增加腦部營養，增強記憶能力。

降膽固醇

雞肉中含有維他命B5，對降低膽固醇、預防心腦血管疾病有一定的功效。

強體補虛

雞肉蛋白質含量較高，易被人體吸收和利用，有增強體力、強壯身體的作用。

預防感冒

雞肉含有人體必需的多種胺基酸，能提高人體對感冒的免疫力。

✓絕配

蘿蔔	保護心血管
冬瓜	清熱利尿
青椒	預防動脈硬化
竹筍	去脂減肥
紅豆	補腎滋陰
洋蔥	對抗壓力

✗忌配

蝦	消化不良
芥末	容易上火、傷元氣
李子	導致腹瀉
蕎麥	易引起胃部不適

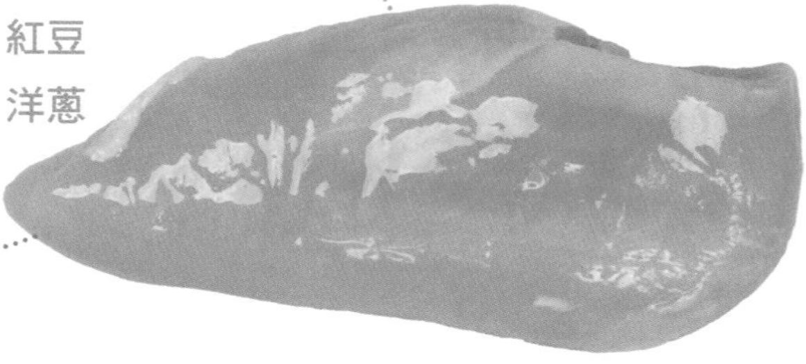

TIPS

1. 新鮮雞肉的肉質排列緊密，顏色呈乾淨的粉紅色且有光澤，雞皮呈米色，並具有光澤和張力，毛囊突出。不要挑選肉和皮的表面比較乾，或者含水較多、脂肪稀鬆的雞肉。
2. 雞肉容易變質，購買後要馬上放進冰箱裡。如果一時吃不完，最好將剩下的雞肉煮熟保存，而不要生著保存。
3. 雞屁股是淋巴最集中的地方，也是儲存細菌、病毒和致癌物的倉庫，不要食用。
4. 雞肉燉湯喝能讓雞肉中的營養充分釋放到湯中，更利於人體吸收。

美味健康食譜

Recipe

青椒雞塊

材料 仔雞350克、青紅椒50克。

調料 料酒、太白粉水、鹽、醬油、蔥段、薑片、雞精、植物油各適量。

做法

❶雞洗淨，斬塊；青紅椒去蒂、去籽切塊。

❷鍋內放油燒至七成熱，爆香蔥段、薑片，放入雞塊煸炒至五成熟，加鹽、醬油、料酒翻炒，加適量水加蓋稍燜至將熟，加青紅椒炒勻，放雞精，以太白粉水勾薄芡即可。

雞蛋 EGG

性平，味甘，歸脾、胃經。含蛋白質、維他命A、維他命B群、卵磷脂及鐵、鉀、鋅、硒等。一般均可食用，尤其適合孕婦、產婦、乳母、少年兒童、老年人、身體虛弱者和大手術後恢復期者，但蛋白過敏者，發熱、肝病、腎病患者不宜。

健腦益智

雞蛋黃中富含卵磷脂，是胎兒腦細胞發展的重要原料之一，因此對寶寶智力發育大有益處。

清熱解毒、潤肺利咽

雞蛋清能清熱解毒、潤肺利咽，特別適宜於咽痛音啞、目赤者。

滋陰養血

《本草綱目》中記載，雞蛋能補血、養陰。

絕配

- 絲瓜：清熱解毒、補血、通乳
- 青豆：緩解更年期不適症狀
- 牛肉：增強體力、抗衰老
- 豆腐：強化骨質
- 百合：滋陰潤燥、清心安神
- 番茄：保護心血管

忌配

- 鵝肉：傷脾胃
- 柿子：導致腹瀉
- 雞精：破壞和掩蓋雞蛋的天然鮮味
- 茶：影響營養物質的消化吸收

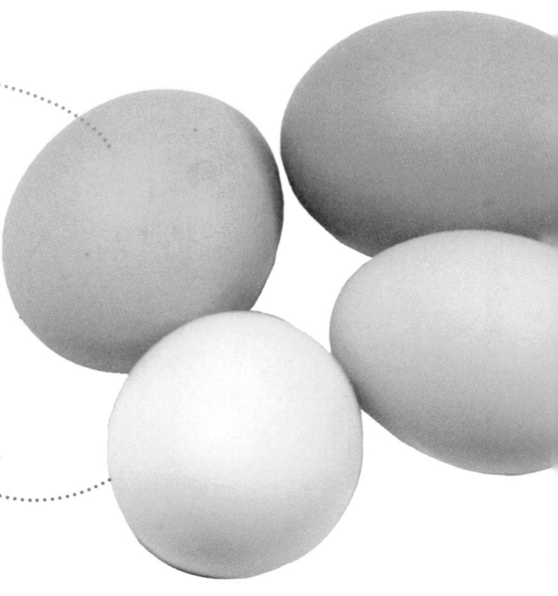

TIPS

1 鮮蛋的蛋殼上附著一層霜狀粉末，蛋殼顏色鮮明，氣孔明顯，用手輕輕搖動沒有水聲，放入冷水中會下沉；反之，則為陳蛋。

2 雞蛋最好在冰箱內保存，最適當的溫度在5℃～7℃之間，要把雞蛋的大頭朝上小頭朝下，這樣可以讓雞蛋更好地呼吸，延長雞蛋的保存壽命。買回來的雞蛋，即使外表有汙垢也不能用水洗，因為雞蛋表面的膠狀物質被洗掉後，細菌很容易從雞蛋的小孔進入，使雞蛋變壞。

3 雞蛋要吃新鮮的，而且要經過高溫後再吃，不要吃未熟的雞蛋。

4 將少許雞蛋清塗在皮革製品的裂縫處，可將裂縫黏合。

美味健康食譜

Recipe

青豆炒雞蛋

材料 水發青豆100克、雞蛋2顆。

調料 蔥花、鹽、植物油各適量。

做法

❶水發青豆洗淨；雞蛋洗淨，磕入碗中，打散。

❷炒鍋置火上，倒入適量植物油燒熱，淋入雞蛋液炒熟，盛出；原鍋倒入適量底油，炒香蔥花，放入青豆翻炒幾下，淋入少許清水燒至青豆熟透，加入炒熟的雞蛋，用鹽調味即可。

鴨肉 DUCK

性涼，味甘、鹹，歸肺、胃、腎經。含蛋白質、脂肪、維他命A、維他命B1、維他命B2、維他命E及鈣、鐵、銅、鋅等。一般皆可食用，尤其適合發熱、體質虛弱、食慾不振、大便乾燥和水腫的人，但痛經、腰痛、腹部冷痛、腹瀉的人不宜。

防治腳氣、降血壓

鴨肉中含有豐富的維他命B群和維他命E，能防治腳氣，消炎殺菌。其中的維他命B3，可促進血液循環，有效降低血壓。

強健骨骼

鴨肉富含維他命D和磷質，有強健骨骼、預防骨質疏鬆的作用。

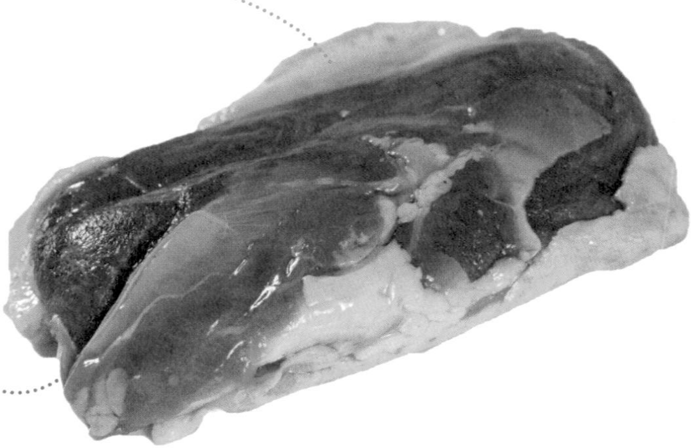

✓絕配

軟化血管、降低血壓	海帶
促進體內、膽固醇代謝	白菜
健脾、止渴、固腎	山藥
利尿、解毒	紅豆
養胃、補血	糯米
消暑、袪濕	冬瓜

✗忌配

致便秘	豌豆
降低彼此的營養價值	核桃仁
易腹瀉	木耳

TIPS

1 鴨肉應選肉質飽滿且光滑平整，按壓有彈性的。

2 保存鴨肉的較好方法除了置於冷凍室外，還可以在肉的表面塗上一層啤酒或白酒，然後置於密閉容器裡，放進冰箱冷藏，能保鮮3天左右。

3 鴨肛門上方的肥肉塊是淋巴最集中的地方，儲存了很多細菌、病毒和致癌物，不可食用。

美味健康食譜

Recipe

鴨肉粥

材料 鴨胸肉100克、白米70克、水發海帶50克。

調料 鹽、雞精、香油各適量。

做法

❶鴨肉洗淨，切小丁；白米淘洗乾淨；水發海帶切碎。

❷鍋置火上，倒入適量清水燒開，下入白米、鴨肉和海帶大火煮開，轉小火煮至米粒和鴨肉熟爛的稀粥，加少許鹽和雞精調味，淋上香油即可。

鴨蛋 DUCK EGG

性涼，味甘、鹹，歸肺、脾經。含蛋白質、維他命A、維他命B1、維他命B2、卵磷脂及鐵、鈣、鋅、硒等。一般均可食用，尤其適合肺熱咳嗽、咽乾喉痛的陰虛火旺者，但血脂異常症、動脈硬化及脂肪肝、腎炎、高血壓病患者不宜。

強身健體

鴨蛋富含優質蛋白質，能滋養和強壯身體。

預防貧血

鴨蛋中含有豐富的鐵質，能養血補血。

預防骨質疏鬆

鴨蛋的含鈣量比雞蛋豐富，鹹鴨蛋的含鈣量更多，是鮮鴨蛋含鈣量的3倍，適量食用鹹鴨蛋能預防骨質疏鬆。

絕配

- 銀耳：潤喉祛燥
- 苦瓜：促進鴨蛋中鈣的吸收
- 冬瓜：消暑

忌配

- 桑葚：易致腸胃不適

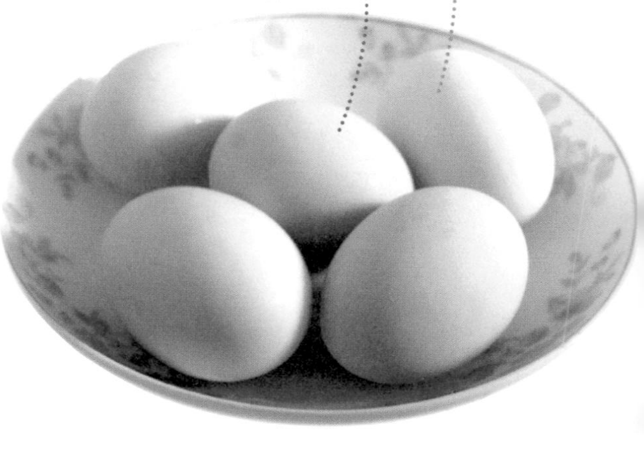

TIPS

1. 鮮鴨蛋蛋殼上附著一層霜狀粉末，手指摩擦時不太光滑。捏住鴨蛋搖晃，沒有聲音的是鮮蛋，發出水聲的是壞掉的鴨蛋。
2. 用廚房紙巾沾適量植物油，均勻地塗抹在鴨蛋殼表面，然後用保鮮膜包裹好，盛放在盛器中，送入冰箱冷藏，這樣能使鮮鴨蛋保鮮一個月左右。
3. 食用鹹鴨蛋時宜搭配口味清淡的菜餚，不然會攝入過量鹽分，對健康不利。

鰱魚 CHUB

性溫，味甘，歸脾、胃經。含蛋白質、脂肪、維他命A、維他命B群及鉀、磷、鈣、鐵等。一般皆可食用，尤其適合腎炎、肝炎、水腫、小便不利、脾胃虛弱、營養不良者，但無名腫毒、目赤腫痛者及搔癢性皮膚病、紅斑狼瘡患者不宜。

健腦益智

鰱魚頭富含卵磷脂，經身體代謝合成乙醯膽鹼，可增強記憶、分析和思維能力，提高智力。

延緩衰老

鰱魚鰓下邊的肉呈透明的膠狀，富含膠原蛋白，能夠對抗人體老化及修補身體細胞組織。

健脾胃

鰱魚性溫，肉質細嫩，有助於維護消化系統的健康，能健脾、暖胃。

TIPS

1. 以鮮活、魚體光滑、整潔、無病斑、無魚鱗脫落的為佳，不可買死的鰱魚。
2. 鰱魚的肝、膽均含毒素，烹製前應去除，以免引起中毒。
3. 烹製鰱魚頭時，一定要將其煮熟、煮透後方可食用
4. 鰱魚適用於燒、燉、清蒸等烹調方法，尤以清蒸最能體現出鰱魚清淡、鮮香的特點。

絕配
- 絲瓜　補血、通乳
- 豆腐　提高蛋白質的吸收利用率

忌配
- 牛肝　引起腸胃不適

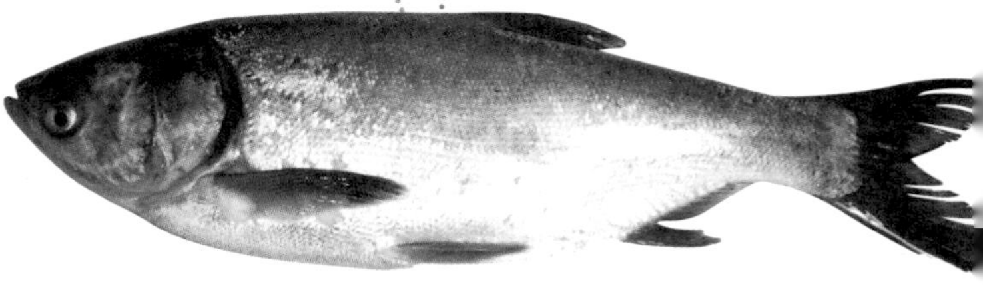

鯉魚 CARP

性平，味甘，歸脾、腎、肺經。含蛋白質、脂肪、維他命A、維他命B群及鈣、磷、鐵等。一般均可食用，尤其適合腎炎水腫、肝硬化腹水、營養不良性水腫、咳喘者，婦女妊娠水腫、胎動不安、產後乳汁缺少者，但淋巴結核、紅斑性狼瘡、支氣管哮喘、小兒痄腮、血栓閉塞性脈管炎、蕁痲疹、皮膚濕疹患者不宜。

降膽固醇

鯉魚的脂肪多為不飽和脂肪酸，能很好地降低膽固醇，可以防治動脈硬化、冠心病。

健腦益智

鯉魚頭中含豐富的卵磷脂，能補充大腦營養，提高記憶力。

安胎

《本草綱目拾遺》中記載：「主安胎、胎動。」對先兆流產頗有療效。

通乳

鯉魚煮湯食用，通乳效果好。

絕配

- 米醋　消腫利濕
- 香菇　健腦益智
- 紅豆　消腫利水
- 白菜　美容
- 黃瓜　防止皺紋產生、對抗皮膚老化
- 冬瓜　清熱祛濕

忌配

- 綠豆　導致腹脹
- 茄子　導致腹痛
- 豬肝　影響消化

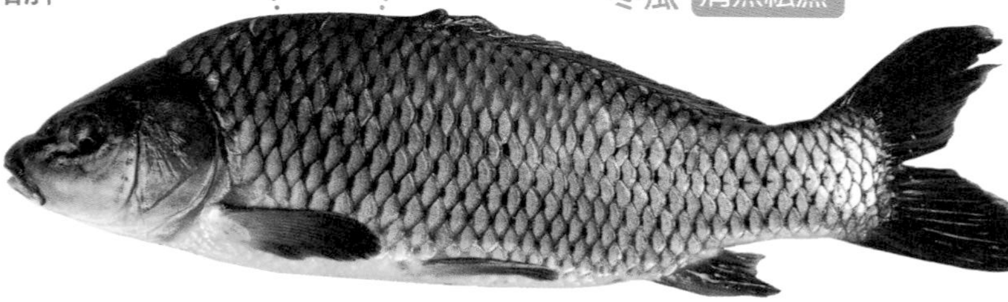

TIPS

1. 上等的鯉魚色澤鮮豔，兩鰓鮮紅。
2. 鯉魚買回家後可放到清水中養上2～3天，這樣不但能使鯉魚保鮮，而且還能去掉鯉魚的土腥味。
3. 鯉魚膽苦有毒，在食用前一定要去除，否則易引發中毒。
4. 鯉魚肉是發物，有慢性病者不宜食用。
5. 烹製鯉魚不用放雞精或雞精調味，因為鯉魚本身的味道就很鮮美。

美味健康食譜

Recipe

鯉魚紅豆湯

材料 鯉魚1條、紅豆50克。

調料 蔥段、薑片、鹽、植物油各適量。

做法

❶豆淘洗乾淨，用清水浸泡3～4小時；鯉魚除鱗，去鰓和內臟，洗淨。

❷煎鍋置火上燒熱，倒入適量植物油，放入鯉魚兩面煎至魚肉變白，放進沙鍋中。

❸將沙鍋置火上，放入紅豆、蔥段、薑片，淋入沒過鍋中食材的清水，大火煮開後轉小火煮至紅豆熟軟，加少許鹽調味即可。

鯽魚 CRUCIAN CARP

性平，味甘，歸脾、胃、大腸經。含蛋白質、脂肪、維他命A及鈣、磷、鐵等。一般皆可食用，尤其適合慢性腎炎水腫、肝硬化腹水、營養不良性浮腫、孕婦產後乳汁缺少、脾胃虛弱、食慾不振者，以及小兒痲疹初期或痲疹透發不快者，但皮膚病患者與感冒發熱者不宜多吃。

強化骨質、預防貧血

鯽魚富含的磷、鈣、鐵等營養物質對強化骨質、預防貧血有一定的作用。

美膚平皺

鯽魚含有全面且優質的蛋白質，對肌膚的彈力纖維有極好的強化作用，尤其對由於精神因素造成的早期皺紋有較好的緩解作用。

促進乳汁分泌

鯽魚能開胃健脾，脾健則能使乳汁分泌，可以幫助產婦催奶。

絕配

豆腐	消腫利濕
黑木耳	美容養顏、延緩衰老
花生	營養互補
蘑菇	利尿
韭菜	預防慢性疾病
番茄	美容

忌配

大蒜	生熱上火
豬肝	易致腹痛和腹瀉
蜂蜜	易致中毒
芥菜	引發水腫

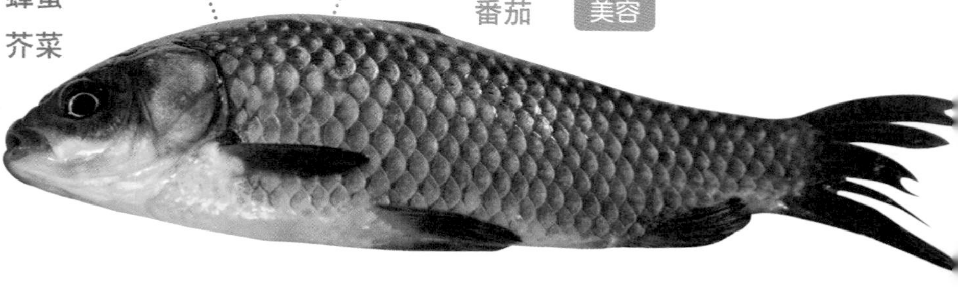

TIPS

1. 購買鯽魚，最好選擇2～4月和8～12月，這時的鯽魚最肥美。挑選活的鯽魚要看其鱗片、鰭條是否完整，體表有無創傷；以體色青灰、體形健壯的為好魚。
2. 把鯽魚放在80℃的熱水裡燙兩秒鐘，撈起來放入冰箱裡冷藏，可延長一倍保鮮時間。
3. 在烹製前一定要洗淨鯽魚的黑色腹膜，因為它腥味較重，且含有有害物質。
4. 鯽魚一定要新鮮，有紅斑或者潰瘍的不能吃，對身體有害。

美味健康食譜

Recipe

鯽魚豆腐湯

材料 鯽魚1條、豆腐1盒。

調料 薑3片，蔥3段，植物油、鹽、胡椒、料酒、雞精各適量。

做法

❶鯽魚開膛去內臟，去鱗去鰓，洗淨，抹乾，用鹽和料酒醃製20～30分鐘待用；豆腐切成塊。

❷沙鍋燒熱，放入少量植物油將鯽魚放入，煎至兩面呈金黃色，加入蔥段、薑片和適量開水，大火燒開後轉小火煲40分鐘。

❸放入豆腐，再煮5分鐘左右，加鹽和胡椒粉、雞精調味即可。

草魚

GRASS CARP

性溫，味甘，歸脾、胃經。含蛋白質、脂肪、維他命A、維他命B1、維他命B2及鉀、鈉、磷、鈣、鎂等。一般均可食用，尤其適合心血管疾病、風濕頭痛、高血壓患者，但皮膚病患者應少吃。

降膽固醇

草魚含有多種不飽和脂肪酸能降低膽固醇和三酸甘油酯，防止血液凝固，對冠心病和腦溢血有很好的防治作用。

護眼明目

草魚眼富含DHA，可以促進視網膜的健全發育，並可預防視網膜病變及白內障。

開胃、滋補

對於身體瘦弱、食慾不振的人來說，草魚肉嫩而不膩，可以開胃、滋補。

益壽養顏

草魚肉中富含硒元素，有抗衰老、養顏的功效，還能預防腫瘤。

絕配

豆腐 補中調胃

冬瓜 清熱平肝

香菇 健胃消食

紅蘿蔔 增強免疫力、對抗衰老

忌配

豬肝 引發水腫

茼蒿 易致消化不良

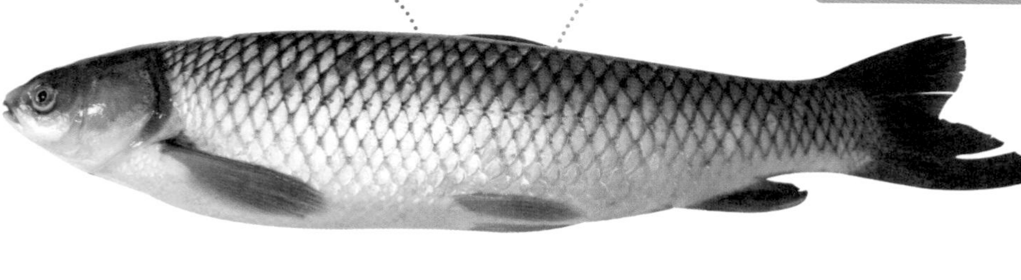

TIPS

1 購買草魚看魚眼，飽滿凸出、角膜透明清亮的是新鮮魚；眼球不凸出，眼角膜起皺或眼內有瘀血的不新鮮。

2 在活草魚的鼻孔裡滴一兩滴白酒，再放入冰箱冷藏，可使草魚保鮮2～3天。

3 草魚一次不能吃得過多，不然有可能誘發瘡疥病。

美味健康食譜

Recipe

草魚冬瓜湯

材料 草魚300克、冬瓜200克。

調料 香菜、蔥、生薑、蒜、花生油、料酒、清湯、香油、鹽、雞精各適量。

做法

❶草魚去鱗、鰓、內臟，洗淨，兩面劃上幾刀；冬瓜去皮、瓤、籽，切成塊；香菜洗淨，切成段；蔥、生薑、蒜均洗淨，切成絲。

❷鍋上火，倒入花生油燒熱，將草魚兩面煎至微黃，烹入料酒，放入蔥、薑、蒜絲煸炒，加清水、冬瓜塊，轉小火慢燉，煮至魚、冬瓜熟爛，加入鹽、香菜段攪拌均勻即可。

秘訣 燉煮時不要加雞精，以免破壞草魚本身的鮮味。

魷魚 SQUID

性平，味甘、鹹，歸肝、腎經。含蛋白質、維他命B6、維他命B12、牛磺酸及鉀、鈣、磷、鎂、鐵等。一般均可食用，但脾胃虛寒、肝病患者及濕疹、蕁麻疹等疾病患者不宜。

降膽固醇

魷魚除了含有蛋白質和人體必需的胺基酸之外，還有大量的牛磺酸，能降低血液中的膽固醇含量，降低血壓，預防心腦血管疾病。

補血強身

魷魚富含磷、鐵、鈣等微量元素，有利於骨骼發育，血紅素鐵能補血、造血，預防貧血。

養胃排毒

魷魚中的多肽能調整腸胃功能紊亂，硒元素能清除體內的自由基，排出毒素。

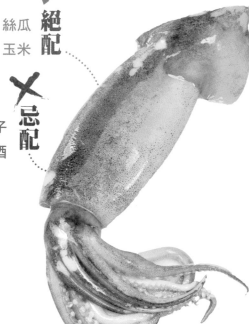

絕配

- 絲瓜：清火解毒
- 玉米：收魷魚中的維他命B6

忌配

- 柿子：中毒
- 啤酒：誘發痛風

TIPS

1. 魷魚的質量一般以身乾、體厚、肉質堅實、略亮平滑、體形完整為好。反之，質量就差。色淡黃透明體薄的是嫩魷魚，色紫體大的是老魷魚。
2. 魷魚應煮熟透後再食，因為鮮魷魚中有一種多 成分，若未煮透就食用，會導致腸胃運動失調。

甲魚 SOFTSHELL TURTLE

性平，味鹹，歸肺、肝經。含蛋白質、維他命A、維他命B群、維他命D及碘、鐵、鈣、鎂、磷等。適宜體質虛弱、營養不良者，肝硬化腹水、肝脾腫大、糖尿病、腎炎水腫、血脂異常、動脈硬化、冠心病、高血壓病患者，但慢性腎衰患者、孕婦不宜食用，慢性胃腸疾病患者不宜過量食用。

美容養顏

甲魚的龜板膠為大分子膠原蛋白質，含有皮膚所需要的各種胺基酸，有養顏護膚、美容健身的功效。

滋陰補血

甲魚含鐵質豐富，幫助製造血紅素，預防缺鐵性貧血。

降低血壓

甲魚含有豐富的優質蛋白質和不飽和脂肪酸，能保護血管壁，有利於預防高血壓、心肌梗死等心血管疾病。

補腎壯陽

甲魚中富含牛磺酸、精胺酸和鋅，能夠促進精子生長，維持正常的生殖功能。

TIPS

1. 選購時，一般以重0.75千克左右為好，凡外形完整，無傷無病，肌肉肥厚，腹甲有光澤，裙厚而上翹，四腿粗而有勁，動作敏捷的為優等甲魚。反之，為劣等甲魚。
2. 可以找一個塑料桶或鐵桶，裝上1/3容積的濕沙子，把甲魚放進去，甲魚會鑽到沙子中，用此法可保存甲魚鮮活一個月左右，重量不減，食用前取出宰殺即可。
3. 死的甲魚或是未熟透的甲魚是不能吃的，因為這時甲魚體內富含的組胺酸會迅速分解而生成一種有毒物質——組織胺，人食用後便會產生中毒現象。
4. 食用甲魚一次不可過量，專家建議正常人每人每次食用量不超過30克。
5. 甲魚殼曬乾後放在米桶中可防蟲，在家中易生蟑螂的地方放幾片，也可以驅蟑螂。

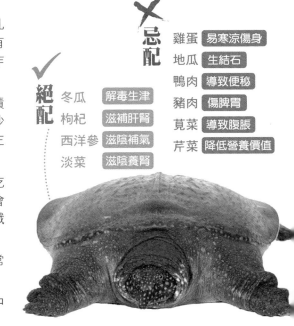

忌配

雞蛋	易寒涼傷身
地瓜	生結石
鴨肉	導致便秘
豬肉	傷脾胃
莧菜	導致腹脹
芹菜	降低營養價值

絕配

冬瓜	解毒生津
枸杞	滋補肝腎
西洋參	滋陰補氣
淡菜	滋陰養腎

帶魚 HAIRTAIL

性溫，味甘、鹹，歸肝、脾經。含蛋白質、不飽和脂肪酸、維他命A、維他命B1、維他命B2及鐵、磷、鈣、鎂等。一般皆可食用，尤其適合身體虛弱、頭暈、腰酸者，但濕疹等皮膚病或皮膚過敏者，痛風、過敏體質和氣喘咳嗽等患者不宜。

降膽固醇

帶魚中的脂肪多為不飽和脂肪酸，有降低膽固醇、防治心腦血管疾病的作用。

降壓強心

帶魚含有豐富的鎂元素，對心血管系統有很好的保護作用，有利於預防高血壓、心肌梗死等心血管疾病。

補腦益智

帶魚中富含卵磷脂、DHA和EPA，可補充大腦營養，提高記憶和思考能力。

防癌抗癌

帶魚全身的鱗和銀白色油脂層中還含有一種抗癌成分六硫代鳥嘌呤，對輔助治療白血病、胃癌、淋巴腫瘤等有益。

✗ 忌配

影響帶魚中鎂的吸收	牛奶
容易腹痛	石榴
易致腸胃不適	南瓜
影響蛋白質的吸收	山楂

✓ 絕配

補虛、通乳	木瓜
開胃生津	白蘿蔔
強化鈣質吸收	芝麻
預防慢性病	木耳
促進食慾、利尿祛濕	玉米鬚
美容養顏	紅蘿蔔

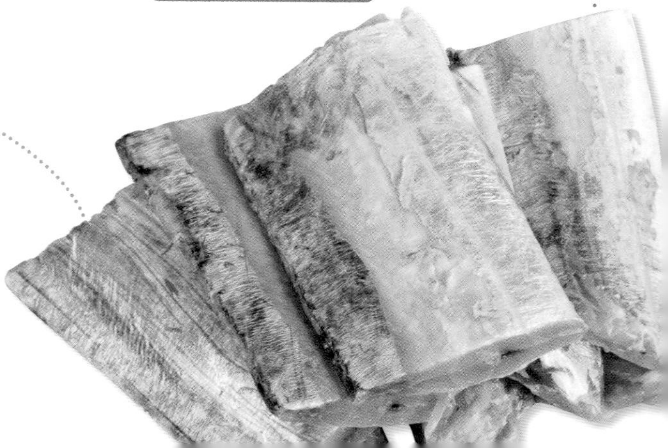

TIPS

1. 選購時以體寬厚、眼亮，體潔白有亮點呈銀粉色薄膜，肉身摸起來有彈性無傷痕為優；如果魚體顏色發黃，無光澤，有黏液，或肉色發紅、鰓黑、破肚者為劣質帶魚，不宜食用。
2. 把帶魚洗剖乾淨，切成段後抹上少許鹽，然後放入冰箱冷凍，這樣可使帶魚保鮮較長時間。
3. 清洗帶魚時水溫不可過高，也不要對魚體表面進行過度的刮拭，以防銀脂流失，流失營養。
4. 帶魚的腥味較重，不適合清蒸，適合紅燒或糖醋。

美味健康食譜

Recipe

帶魚蘿蔔絲湯

材料 帶魚中段250克、白蘿蔔150克。

調料 蔥段、薑片、鹽、雞精、香菜末、香油各適量。

做法

❶帶魚中段洗淨；白蘿蔔擇洗乾淨，切絲，放入沸水中焯燙一下，撈出。

❷湯鍋置火上，放入帶魚、白蘿蔔絲和蔥段、薑片，倒入沒過鍋中食材的清水，大火燒開後轉小火煮至帶魚和蘿蔔絲熟透，加少許鹽和雞精調味，撒上香菜末，淋上香油即可。

螃蟹 CRAB

性寒，味鹹，歸肝、胃經。含蛋白質、維他命A、維他命B群、牛磺酸及鐵、鈣、鎂、磷等。一般皆可食用，尤其適合跌打損傷、瘀血腫痛者，但脾胃虛寒、腹痛、風寒感冒、頑固性皮膚搔癢患者及月經過多、痛經、懷孕婦女不宜。

提高智力

螃蟹中含有豐富的DHA，能夠促進大腦發育，提高智力。

增強免疫力

螃蟹的維他命A、維他命B群含量較高，能夠清除人體內的自由基，抗氧化，增強免疫力。

降膽固醇

螃蟹脂肪主要成分是DHA和EPA，能降低人體膽固醇和三酸甘油酯的含量，從而降低了動脈硬化、高血壓、心臟病、腦中風發生的機率。

防癌抗癌

螃蟹中的硒含量高出其他食品數倍，對預防癌症有很重要的作用。

✓絕配

祛寒	薑
促進食慾、幫助消化	青椒
恢復體力	豆腐
強身健體	雞蛋

✗忌配

致腹痛和嘔吐	柿子
傷腸胃	茄子
導致腹瀉	梨子
導致便秘	茶水

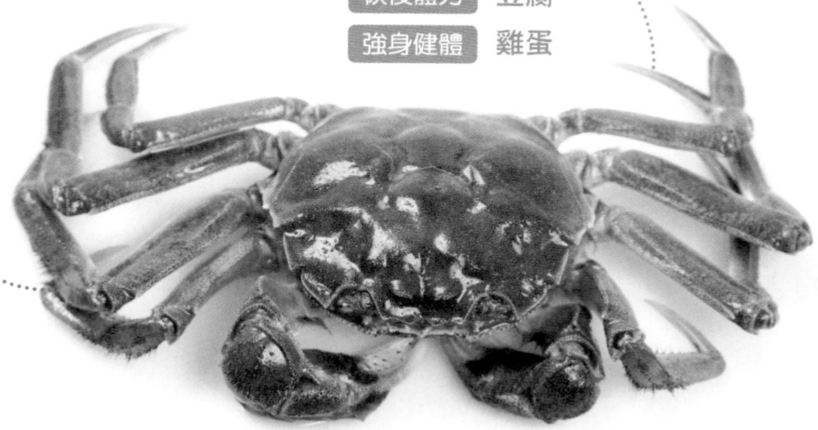

TIPS

1. 宜選老蟹棄嫩蟹，老蟹黑裡透青帶光，外表沒有雜泥，腳毛又長又挺，體厚堅實，肚皮呈鐵斑色，蟹腳堅硬；如肚皮發亮，就是嫩蟹。把蟹身翻倒，肚皮朝天，能敏捷翻轉的是好蟹。
2. 可將芝麻炒熟冷卻後餵食螃蟹，然後將螃蟹緊密地裝入透氣的包裝物內，讓其沒有活動空間，減緩體力消耗，可延長螃蟹的存活時間。
3. 不要食用已經死亡的螃蟹，特別是河蟹，而且在食用的時候要煮透煮熟，因為螃蟹易感染細菌。
4. 螃蟹烹調前將其放在淡鹽水中浸泡一會兒，能使其吐出雜質和污物。

美味健康食譜

Recipe

清蒸螃蟹

材料 螃蟹1,000克。

調料 黃酒、薑末、醬油、香油、醋、白糖、雞精各適量。

做法

❶將螃蟹用清水洗淨，放在盛器裡。

❷將薑末放在小酒碗內，加醬油、白糖、雞精、黃酒、香油攪拌均勻，調成調味汁；另取一小碗，放醋待用。

❸將螃蟹上籠，用火蒸15～20分鐘，至蟹殼呈鮮紅色，待蟹肉成熟時，將其取出，上桌時隨帶調味汁和醋食用即可。

蝦 SHRIMP

河蝦性微溫，味甘，歸肝、腎經；海蝦性溫，味甘、鹹，歸腎經。含蛋白質、維他命A、維他命B群及鐵、鈣、鎂、磷等。一般皆可食用，尤其適合腎虛陽痿、腰腳無力者，但上火者和過敏性鼻炎、支氣管炎、皮膚疥癬患者不宜。

保護心血管

蝦中含有豐富的鎂，對心臟活動具有重要的調節作用，能妥善保護心血管系統，減少血液中膽固醇含量，防止動脈硬化，同時還能擴張冠狀動脈，預防高血壓及心肌梗死。

提高智力

蝦中的腦磷脂是大腦和神經發育的基礎物質，能增強腦細胞活化程度，促進大腦發育，發展智力，促進神經組織內部結構生長，改善記憶和認知能力，提高智力。

補腎壯陽、防癌抗癌

蝦體內的精胺酸是精子形成的必要成分，經常食用可以補腎壯陽。而蝦中還含有微量元素硒，經常食用能預防癌症。

✓絕配

韭菜	補腎壯陽、改善男性早洩
豆腐	預防骨質疏鬆
雞蛋	增強體力
番茄	美膚、抗壓、防癌

✗忌配

葡萄	刺激腸胃
茶葉	易腹脹和腹痛
柿子	易中毒
香菇	易引發哮喘
啤酒	引發痛風
南瓜	易腹瀉

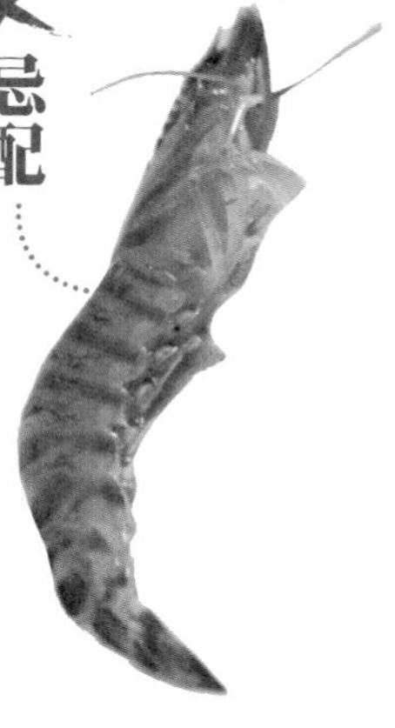

TIPS

1. 新鮮的蝦色澤正常，體表有光澤，背面為黃色，體兩側和腹面為白色。蝦體完整，頭尾緊密相連，蝦殼與蝦肉緊貼。當用手觸摸時，感覺硬而有彈性。
2. 挑出蝦的沙線，剝除蝦殼，然後灑上少許酒，控乾水分，再放進冰箱冷凍保存。或將加了酒和鹽的大蝦煮沸，再剝掉頭和蝦殼，涼了之後將水分瀝乾，放入冷凍室，可延長保鮮時間。
3. 色發紅、身軟、掉頭的蝦不新鮮，儘量不吃，蝦頭一般都含有重金屬類物質，也別吃。
4. 身上有傷口的人不宜吃蝦，會使傷口處發癢。

將蝦殼洗淨，放入暖壺中，再倒入少許涼水，來回晃動，可去除暖壺中的水垢。

牡蠣 OYSTER

性微寒，味鹹，歸肝、膽、腎經。含蛋白質、維他命A、維他命B2、維他命B12及鋅、碘、鉀、磷、鈣、鎂等。一般皆可食用，尤其適合體質虛弱和貧血的人，但急慢性皮膚病患者，脾胃虛寒、慢性腹瀉者不宜。

降壓

牡蠣的鋅含量較高，藥理實驗證明，常食牡蠣肉，可提高身體的鋅鎘比，有利於防治高血壓及腦血管併發症。

保肝利肝

牡蠣中所含豐富的牛磺酸有明顯的保肝利膽作用，防治孕期肝內膽汁瘀積症效果甚佳。

健腦益智

牡蠣中所含的DHA和EPA是智力發育必需的營養素。

絕配

- 菠菜：改善更年期不適症狀
- 牛奶：預防骨質疏鬆
- 糯米：可治出汗不止

忌配

- 蠶豆：影響牡蠣中鋅的吸收

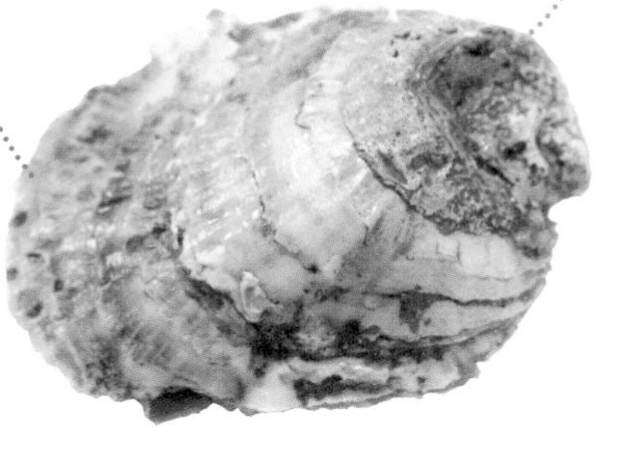

TIPS

1. 牡蠣以體大肥滿、顏色淡黃、光澤新鮮、大小均勻的為佳。
2. 在蒸煮過程中不能張開殼的牡蠣一般已經變質，不要食用。
3. 牡蠣不要與糙米等高膳食纖維食物一起食用，以免影響對牡蠣中鋅的吸收。

海參 TREPANG

性溫，味甘、鹹，歸肝、腎經。含蛋白質、牛磺酸及鐵、鎂、鋅、鉀、磷、鈣、硒等。一般皆可食用，尤其適合老年人和體質虛弱的人，但急性腸炎、菌痢、感冒、咳痰、氣喘患者及三歲以下兒童不宜。

補血調經

海參富含鐵、維他命B9，對造血的骨髓和製造紅血球有良好的效果；活性海參成分中還富含海參黏性多醣，能夠促進身體造血功能的恢復，快速促進血紅蛋白的增長。

延年益壽

海參含有硫酸軟骨素，有助於人體生長發育，能夠延緩肌肉衰老，增強身體免疫力；海參中的錳、牛磺酸等對延緩人體衰老有獨特的功能。

益精壯陽

海參所含的鋅、酸性黏多醣、海參素等活性物質，能改善腦、性腺神經功能傳導作用，延緩性腺衰老等功效。

絕配

- 羊肉：補腎壯陽、補充精力
- 海蝦：緩解燥熱
- 木耳：壯筋骨、促排便
- 冰糖：補腎、養血

忌配

- 葡萄：影響消化
- 柿子：傷腸胃
- 醋：影響海參中蛋白質的吸收

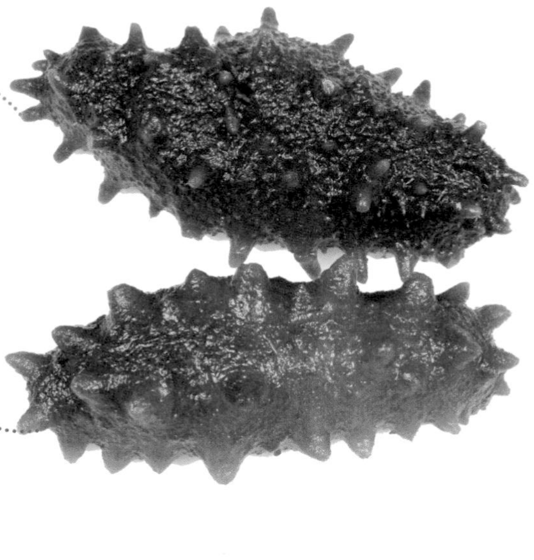

防癌抗癌

海參含有蛋白質、核糖核甘酸，有提高人體免疫力和抗癌殺菌的作用；海參中所含的硒，能抑制癌細胞及血管的生長，具有明顯的抗癌作用。

TIPS

1 購買鮮貨時，要查看海參的外觀是否完整，表皮有無損壞的跡象；用手輕摸海參，水發海參的體內無異物，刺頭不容易脱落。購買乾貨時，以體型完整、乾燥、結實有光澤、外形均勻、內腹無沙的為佳。

2 把乾海參放入密封的塑膠袋中，然後放進冰箱冷凍（-4℃以下），能保鮮1年左右。

3 烹調海參時不宜加醋，加醋烹調的海參吃起來口感、味道均有所下降，而且會破壞海參所含有的膠原蛋白，大大降低其營養價值。

美味健康食譜

Recipe

海參羊肉湯

材料 瘦羊肉500克、乾海參50克。

調料 薑、蔥白、胡椒粉、鹽各適量。

做法

❶先將海參泡發，剪開海參體，除去內臟，洗淨；薑切成末，蔥切段備用；羊肉洗淨，切片，用開水焯一下去腥味和血水。

❷海參煮10分鐘，連水一起倒入碗中泡2個小時。

❸羊肉放入沙鍋，加適量清水，用小火將羊肉片煮至將熟，加入碗中海參和泡海參用的水，煮沸，加薑末、蔥段、胡椒粉、鹽等調味即可。

秘訣 烹煮海參的時間不宜過長，不然吃起來口感不夠鮮嫩。

好食配

旬食·宜食·當食

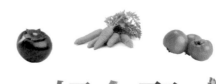

第二章

因人而異的營養補充指南

中醫講究「因人施膳」，即各類人群的飲食並不是一個模式，應提倡飲食保健個人化。比如容易上火的體質，就應該吃些清熱去火的食物，如果不忌口，仍吃一些容易上火的食物，就會引發上火或加重上火症狀，造成口唇起泡、咽痛等不適。所以，不同人群的飲食應有所區別，這樣才有益於每個人的身體健康！

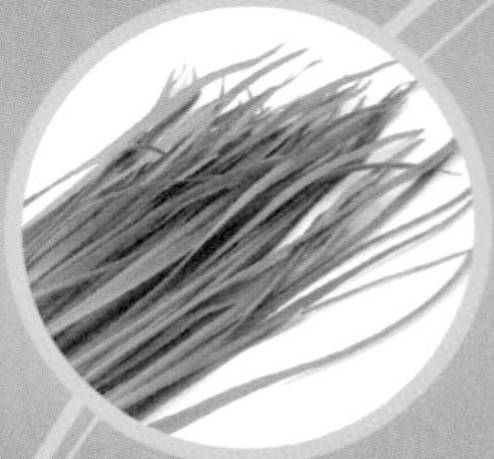

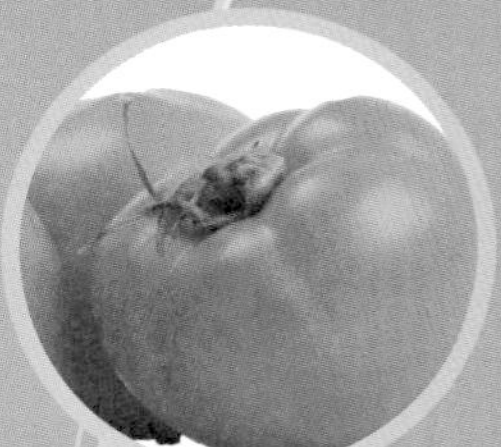

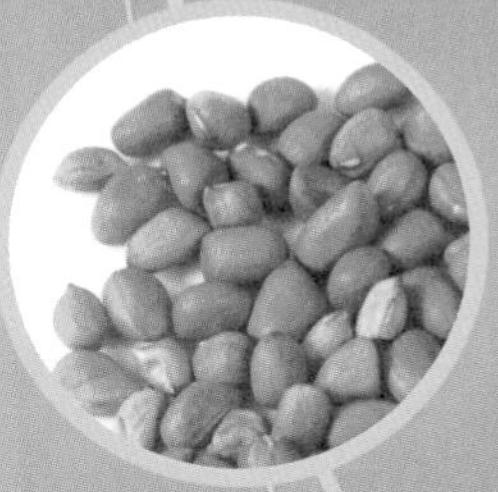

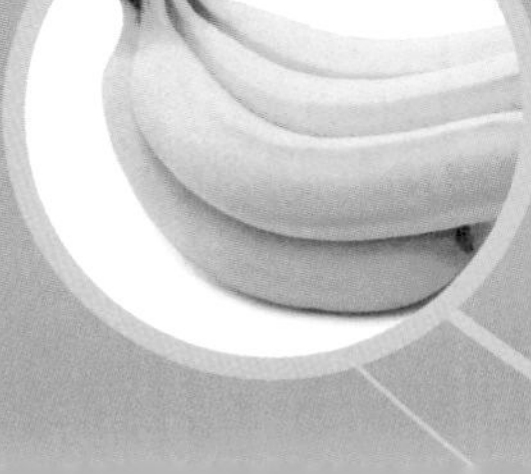

電腦一族

COMPUTER USER

據調查，常用電腦的人群中，感到眼睛疲勞的占83％，肩酸腰痛的占63.9％，頭痛和食慾不振的則占56.1％和54.4％，其他不良反應還包括自律神經失調、憂鬱症、動脈硬化性精神病等等。這一系列電腦疾病，大大地影響了我們的健康，為了減輕長期使用電腦對健康造成的種種損害，合理飲食，及時補充營養，更新自己的飲食菜單，已經成為電腦族不得不抓牢的「救生圈」。

緩解眼睛疲勞

眼睛疲勞者要注意飲食和營養的平衡，平時多吃些含有維他命、蛋白質和纖維素的食物。被稱為「護眼之必需」的維他命A，是預防眼乾、視力衰退、夜盲症的良方，以紅蘿蔔、紅棗及綠、黃的蔬菜含量最多。維他命B群是視覺神經的營養來源之一，維他命B1不足，眼睛容易疲勞；維他命B2不足，容易引起角膜炎。可以多吃些芝麻、大豆、鮮奶、小麥胚芽等食物。

保養皮膚

注意微量元素硒的攝入，硒具有抗氧化作用，含量豐富的食物有芝麻、麥芽、酵母、蛋類、啤酒，龍蝦、金槍魚、動物內臟等。還應注意補充維他命，具有抗氧化作用的維他命A、維他命C、維他命E是很好的抗氧化組合。多吃各種蔬菜和水果、動物內臟、各種豆類等。

宜食

動物肝臟｜牛奶｜紅蘿蔔

富含維他命A的食物有助於提高視力，保護眼睛。

蔬菜｜水果

新鮮的蔬菜和水果富含維他命，可補充電腦工作者長時間精神緊張所消耗體內大量的維他命。

蛋黃｜魚蝦｜核桃

富含磷脂，能使人提高工作效率。

瘦豬肉｜雞肉｜魚｜雞蛋

富含優質蛋白質，能減少電腦輻射對身體的傷害。

飲食原則

1 可多選一些蛋白質豐富的食物，如奶類、魚類、肉類、蛋類、禽類、大豆及其製品。多吃堅果、芝麻等富含磷脂醯膽鹼的食物，能使人精力充沛。另外糖類在體內分解為葡萄糖後，是大腦的重要能源，可適當攝入含糖豐富的紅糖、糕點等食物。

2 維他命A和β胡蘿蔔素有助於補肝明目，緩解眼睛疲勞。含維他命A豐富的食物有奶類、蛋黃、黃鱔、動物肝臟等。含胡蘿蔔素豐富的食物有紅蘿蔔、綠葉蔬菜、南瓜、紅心甘藷等。維他命B群可防止出現疲勞、頭暈等。富含維他命B群的食物有穀類、大豆、花生、瘦豬肉、鮮魚、芝麻、核桃、香菇、蛋類等。維他命C對眼睛也十分有益，富含維他命C的食物有奇異果、草莓、桃、青椒等新鮮水果和綠葉蔬菜。

3 鈣可以強健骨骼，鎮靜安神，預防電腦工作者易患的各類骨骼疾病，並安撫長期操作電腦產生的煩躁情緒，含鈣量高的食物有牛奶、優酪乳、大豆及其製品、蝦皮、海帶、木耳、芝麻醬、綠葉蔬菜等。鋅可以增強人體免疫力，富含鋅的食物有動物肝臟、大豆、瘦豬肉、堅果類等。

4 脂肪酸、維他命A、維他命K、維他命E及維他命B群都是防輻射的好幫手，草莓、牛奶、蛋、肝、花椰菜、捲心菜、茄子、扁豆、紅蘿蔔、黃瓜、番茄、香蕉、蘋果等含有以上成分。應多喝茶水，如綠茶、枸杞、菊花、決明子。

5 維他命A和β胡蘿蔔素是脂溶性維他命，只有溶解在油脂中，食用以後才能較好地被人體攝取和吸收。因此，吃富含維他命A和β胡蘿蔔素的食物時最好用油炒一下。

✕ 忌食

油條｜麻團｜油炸花生米｜炸丸子

油炸食品含有較多的過氧化脂質

生蒜｜胡椒｜辣椒｜咖哩

刺激性大、熱性大，容易損壞視神經，使視力模糊。

熬夜一族

NIGHT OWL

熬夜者由於改變體內生理時鐘，不但睡眠不正常、壓力增大，還容易產生消化道不適以及代謝異常。熬夜者要預防各種不適與疾病，改善健康狀況還要依賴日常飲食。因此，在飲食安排上需要動一番腦筋，改善飯菜質量，以保證熬夜者吃飽吃好，滿足其能量的消耗。

熬夜後快速恢復精力

熬夜後要多吃蔬菜、水果等清淡的食品，可以加速精神恢復。吃一些水果、蔬菜及適當蛋白質食品，如肉、蛋來補充體力，但千萬不要大魚大肉地猛吃。可以適量吃一些花生米、杏仁、腰果、胡桃等乾果類食品，它們含有豐富的蛋白質、維他命B群、維他命E、鈣和鐵等礦物質以及植物油，膽固醇含量很低，對恢復體能有特殊功效。

熬夜後保養皮膚

按時進餐，而且要確保晚餐營養豐富。多補充一些含多種維他命或膠原蛋白的食物，有利於皮膚恢復彈性和光澤。熬夜過程中要注意補水，可以喝枸杞紅棗或菊花茶，既滋補又有去火功效。一定要杜絕使人興奮的飲品，否則容易出現黑眼圈、眼袋、皮膚晦暗無光等。晚餐應杜絕辛辣食品，防止皮膚中的水分過度蒸發。敏感性肌膚應儘量少食海鮮。

宜食

核桃｜花生｜芝麻

富含維他命B群的食物，能消除疲勞，補充體力。

鮮棗｜奇異果｜草莓｜橙子

經常熬夜的人身體抵抗力會變差，這些食物富含維他命C，能快速增強身體的免疫力。

瘦豬肉｜魚｜雞蛋｜牛奶

富含優質蛋白質，能補充熬夜者身體所消耗的大量蛋白質。

動物肝臟｜蛋黃｜牛奶｜紅蘿蔔

能緩解眼睛疲勞，提高對昏暗光線的適應能力。

熬夜一族的飲食習慣

晚飯不能吃太飽，熬夜時要吃熱的東西，拒絕泡麵、洋芋片等垃圾食品。攝入充足的白開水。若感到乏困，提神飲料最好以綠茶為主，但是胃腸不好的人，最好改喝枸杞泡水的茶。應多食富含蛋白質、維他命的食物及一些清淡、美味可口的食物，不宜吃油膩食物。嚴格控制含糖量高的食物。

飲食原則

1 補充充足的熱量，晚餐除了主食外，適量增加含優質蛋白質的魚蝦、瘦豬肉、蛋類及豆製品的供應。攝取足夠的蛋白質，尤其是魚類、肉類、奶類、蛋類中的優質蛋白質，可以補充體能的消耗，有助於消除疲勞，增加耐力，提高大腦及肌肉的工作效率。少吃或不吃甜食、辛辣食物，以免消耗更多能量。

2 紅肉、奶酪中的維他命B12對集中注意力，提高記憶力有益。

3 食用動物肝臟、牛奶、蛋類、紅蘿蔔等，適量補充維他命A，防止長時間用眼造成的視覺疲勞，減輕眼睛酸澀症狀。

4 多吃一些魚類（尤其是小酥魚、炸蝦）、動物肝臟、蛋類等含維他命D和鈣豐富的食物。

5 多吃些禽爪、翅膀，畜類的肉皮、蹄及魚皮等含膠原蛋白較多的食物以及粗糧、豆類、動物內臟、瘦豬肉、蛋類和新鮮果蔬等富含維他命B1、維他命C的食物，能夠抗皺美容，減少熬夜對皮膚的傷害。

忌食

咖啡｜濃茶

消耗體內與神經、肌肉協調有關的維他命B群，加重疲勞感。

泡麵｜洋芋片

不容易消化，會加重消化道負擔。

體力勞動者

LABOR

體力勞動者消耗能量大，需氧量高，物質代謝旺盛。在長時間的勞動過程中，不僅消耗了大量的熱量，出汗時也會流失有機鹽和各種水溶性維他命，如不及時補充，不僅加重疲勞感，還會影響勞動效率。應儘量消除生產過程中對人體有害的因素，使營養全面而均衡。

高溫作業者

應注意水和無機鹽的補充，飲水宜少量多次。高溫下食慾較差，注意食品的色香味形和多樣化，吃點涼拌菜、酸辣菜或辣味菜以增進食慾。

從事鉛作業者

防止鉛中毒，應供給充足維他命C，每日補充一百五十毫克左右，在膳食中增加新鮮蔬菜和水果；同時多吃豆類、魚類、花生等含鈣和磷的食物，可減少鉛在體內的蓄積。

從事汞作業者

維他命E對汞具有防護作用，應多攝取，花生油、芝麻油都含有豐富的維他命E。馬鈴薯、紅蘿蔔、豌豆、草莓、蘋果、梨、核桃、花生等含有豐富的果膠，能加速汞的排出。

✔宜食

包子｜饅頭｜麵條｜米飯

富含碳水化合物，能滿足人體勞動時對能量的迫切需求。

瘦豬肉｜雞蛋｜牛奶｜大豆

富含蛋白質，能補充體力，提高勞動效率。

豬血｜黑木耳｜海帶｜紅蘿蔔

能降低勞動中粉塵對身體造成的健康危害。

肉類｜蔬菜｜水果

富含蛋白質、維他命B群和維他命C，能保護聽覺系統，減輕噪聲對聽力的影響。

從事游離輻射工作者

多食有防輻射作用的蛋白質食物，如牛奶、肝臟、瘦豬肉、大豆蛋白及膠原蛋白等。花生油、橄欖油中所含的油脂，對游離輻射的防護效果也很好。

飲食原則

1. 每天進食量要充足，多吃一些高熱量食物，如各種肉類、蛋類和糖類等。主食可以粗細糧搭配，滿足身體對熱量的需要。
2. 增加蛋白質攝入，既可滿足人體需要，又能增強對各種毒物的抵抗力。多吃些蔬菜和水果，供給充足的維他命和無機鹽。
3. 適時適量地補充水分，輕度體力勞動者每天最基本的飲水量至少要達到1.2公升，並隨外界氣溫、工作生活環境等調整飲水量。
4. 補充各種維他命，能增強皮膚的彈性和光澤，延緩勞動者在陽光下工作時皮膚乾燥粗糙的過程。尤其是維他命E，對於抗皮膚老化作用更加明顯。
5. 按時就餐，避免過飽或飢餓勞動。避免在天冷時吃涼的飯菜，以防止腸胃炎的發生。

✕ 忌食

咖啡｜濃茶

為興奮性飲品，會使神經系統興奮，消耗體內的維他命B群，加重疲勞感。

酒｜可樂｜辣椒

刺激性強，會導致人體鈣質流失，易致骨質疏鬆。

腦力勞動者

BRAINWORKER

腦力勞動者腦消耗的能量占全身總消耗量的20%。因此，平時要注意多吃易於消化的營養食物。雖然腦力勞動者的能量消耗不大，但是相對於體力勞動者，對營養的要求更高也更嚴格。

預防神經衰弱

飲食宜清淡，多食營養成分豐富的食物，如魚類、雞蛋、牛奶、瘦豬肉、雞肉、鴨肉以及維他命含量較高的新鮮蔬菜、水果。同時宜多食具有養心安神、促進睡眠作用的食物，如百合、紅棗、小麥、桂圓、桑椹、蓮子、核桃、芡實、豬心、豬腦等。忌食辛辣刺激性與溫熱性食物，如辣椒、胡椒、乾薑及油煎、燒烤類食物。忌煙酒，睡前忌喝濃茶、咖啡等興奮性飲料。

合理安排三餐

早餐宜低脂低糖，避免腦細胞活力受限，影響工作、學習效率或者延長消化時間，造成腦細胞缺氧，思維遲鈍。午餐應多吃富含蛋白質的食品，高蛋白質食物可分解出大量酪胺酸，進入腦中便轉化為使大腦興奮的多巴胺和去甲腎上腺素等化學物質，因而精力充沛。晚餐應該高糖低蛋白，讓較多的糖分進入體內，提升

宜食

海魚｜蝦｜牡蠣｜蛤蜊

富含DHA，有很強的補腦增智功能。

瘦豬肉｜雞蛋｜牛奶｜豆類

富含蛋白質，能補充記憶、思考過程中消耗的大量蛋白質。

花生｜核桃｜芝麻｜葵花籽

富含維他命E，能增強腦細胞的活力，預防腦疲勞。

口蘑｜牛肉｜牡蠣

富含鋅，能增強記憶、促進思維的活躍。

腦中血清素濃度，發揮鎮靜作用，以保持心態安寧，並為入睡打下基礎。還可以適當進食一些富含維他命C和粗纖維的食物，能幫助消化，防治便秘。

飲食原則

1. 選擇富含不飽和脂肪酸的食物，如魚、蝦、瘦豬肉、大豆、蛋類以及植物性食物中的核桃仁、花生、松子、葵花籽、榛子等。
2. 選擇優質蛋白質含量充足的食物，如牛乳、蛋類、大豆、雞鴨魚、豬牛羊，可以使大腦皮質處於最好的生理狀態，進而發揮更好的智力水平。
3. 腦力勞動者的腦組織能量消耗大，因此要選擇提供單糖較多的小米、粳米、玉米、蜂蜜、棗、桂圓、荔枝、柿子等。
4. 補充維他命B群可以營養大腦神經系統，還可以幫助腦中的葡萄糖轉化為能源。而維他命E可以抑制腦細胞中的紫褐質堆積，防止大腦衰退老化。
5. 偏食酸性食物可以引起酸中毒，易使人疲勞，抵抗力降低，容易出現便秘、軟骨病，特別是能使腦力勞動者思維能力下降、記憶力減退，發生神經衰弱症。應注意酸鹼性食物的合理搭配，儘可能多進補大豆及其製品、動物內臟、龍眼、紅棗、芝麻、核桃、蜂蜜等食物。

忌食

糖｜酒｜肥豬肉

為酸性食物，食用過多會加重腦力勞動者的疲勞，還會影響記憶力和神經系統。

油條｜薯條｜炸雞腿｜炸魚

油炸食品含有較多的過氧化脂質，使活動耐力降低，影響工作效率，長期食用有害腦細胞。

幼兒 KID

1～3歲的幼兒正處在快速生長發育的時期，幼兒身體各項生理功能也在逐步發育完善，大腦皮質的功能進一步完善，語言表達能力也逐漸豐富，模仿性增強，智能發育快，對各種營養素的需求相對較高，因此，為了滿足生長發育和增強身體抵抗力的需要，幼兒期應增加營養素的攝入量。

增強免疫力

食物中的多種維他命和微量元素可以提高免疫力，尤其是維他命A、維他命C、維他命D及微量元素鋅。因此幼兒的飲食要多樣化，才能確保各種維他命和微量元素的供給。如維他命A含量豐富的食物有動物性食物（主要是肝臟、奶粉、螃蟹和蛋類）和植物性食物（主要是紅蘿蔔、小白菜、油菜、菠菜、空心菜、香菜、韭菜等），動物性食物直接含維他命A，而植物性食物中含有胡蘿蔔素，到人體內再變成維他命A。維他命C含量豐富的食物有檸檬、橙子、番茄、青椒等。在食物中維他命D含量相對高一些的食物有肝和蛋黃等。微量元素鋅含量豐富的食物有魚、蛋、肉、肝、豆、穀等。

促進智力發育

幼兒需要攝入含鐵豐富的食物，以確保智力發育。鐵的最佳來源是動物肝臟、瘦豬肉、魚、雞蛋和加鐵或補鐵食品等。多攝入蛋白質，蛋白質是構成神經細胞的重要成分，優質蛋白質將促進細胞的生長發育。腦組織脂類的含量比任何器官都多，包括卵磷脂、膽固醇、糖脂、神經磷脂等，其中以卵磷脂含量最多，需求量也最大。

宜食

紅蘿蔔｜南瓜｜綠花椰菜｜菠菜

富含β胡蘿蔔素，在人體內轉變為維他命A，能增強幼兒免疫力。

豬肝｜雞肝

既補血又健腦，是幼兒很好的營養品。

海魚｜蝦｜蛋黃｜豆類

含有一種膽鹼物質，進入人體後，在腦中轉化成乙醯膽鹼，可提高腦細胞功能，促進幼兒智力發育。

海帶｜木耳｜鴨血

幼兒適量常吃這些食物，有助於排出體內的鉛。

因此，幼兒宜多吃大豆製品、禽蛋、牛奶、牛肉等卵磷脂含量高的食物。還要注意攝取富含維他命B群的食物，如蔬菜、水果等，以利於大腦對糖類的利用。

飲食習慣

幼兒飲食要定時、定量。食物在胃內停留時間約為4～5小時，所以每餐的間隙以4小時為宜。1.5～3歲的幼兒，每日可進餐4次（三餐一點）。不要額外加餐或給點心吃糖果和零食。午餐要比早餐和晚餐更豐富一些。晚餐則宜少用高糖和肥厚的動物性食品而應多吃些植物性食品，多吃些蔬菜、水果，每晚應飲一杯牛奶，有助於睡眠。要培養幼兒吃多樣化食物的習慣，避免偏食及只吃幾種食物。

飲食原則

1. 應選擇營養豐富、易消化的食物，如菜泥、肉末等，適當多食魚蝦類食物，不宜給幼兒直接食用堅硬的食物、醃製食品和油炸食品。
2. 飲食所供營養素之間的比例要適合幼兒的需要。蛋白質、脂肪與碳水化合物供給量的比例要保持1：12：4。
3. 飲食要酸鹼平衡，魚肉、禽蛋、米麵為酸性；蔬菜、水果、豆類及製品為鹼性。
4. 合理選擇和安排零食，應以水果、乳製品等營養豐富的食物為主，控制純能量類零食的食用量，如糖果、甜飲料等含糖量高的食物。
5. 每天要足量飲水，每日每公斤體重約需水一二五毫升，全日總需水量約為一千二百五到兩千毫升，最好飲用白開水，避免含糖量高的飲料。

✕ 忌食

香腸｜火腿｜午餐肉

含有添加劑和防腐劑，不利於幼兒的生長發育。

辣椒｜芥末｜胡椒

味道辛辣，容易使幼兒消化功能紊亂。

兒童 CHILDREN

兒童體力活動增多，新陳代謝旺盛，因此，對營養的要求很高。營養供給是否充足全面、比例適宜，不僅關係到兒童的生長發育和身體健康，而且與其智力發育的關係也極為密切。

增高、強健骨骼

供給充足的蛋白質，供給動物性食品如魚、肉、蛋、奶類，適當攝取植物性蛋白質如豆類、花生、蔬菜，與動物性食物搭配，可以增強人體對維他命和礦物質的吸收。供給豐富的鈣質，兒童每天需鈣六百到八百毫克，如果攝取不足，嬰幼兒就會發生軟骨病，學齡兒童就會長不高。少吃糖類，吃多了容易影響孩子的食慾，進而影響營養素的吸收，而且體內代謝中間產物丙酮酸和乳酸會增多，這就需要鹼性的鈣來中和，鈣的消耗量勢必增加，從而影響骨骼的生長。務必吃好早餐，孩子如果早餐長期吃不好，營養供給不足，影響身體的生長發育。

三餐安排

兒童應適當增加餐次，以「三餐兩點」為宜。早餐需要特別重視，選擇的食物要有質量、富含營養，可以雞蛋、包子、糕點為主，並搭配含蛋白質的食物如牛

宜食

核桃｜杏仁｜瓜子｜松子

堅果中所含的優質脂肪和豐富的維他命對兒童的大腦發育和視力發育都十分有益。

豬肝｜雞胗｜蝦｜牡蠣

富含鋅，對兒童的骨骼生長和性徵發育有益。

奶、豆類製品、蛋白飲品等。午餐要豐富，品種應多樣化，食物所含的營養素應以補充能量為主，如碳水化合物、脂肪、維他命B1、維他命B2、維他命C等，至少要包括穀類、瓜果蔬菜、豆類及其製品和魚肉禽蛋奶等食物。晚餐的食物中應含有可促進生長發育的營養素，如鈣、鐵、維他命A、蛋白質等，可以穀類食物、蔬菜、魚類為主，不要過於油膩。除正餐外，可補充1～2次點心，點心應含有豐富營養素，避免高熱量食品。

飲食原則

1 兒童膳食應多樣化，以穀類食物為主體，並適當注意葷素菜和粗細糧的合理搭配。

2 常吃乳類及魚、肉、禽、蛋、豆類食品，可以為兒童提供豐富的優質蛋白質、鈣、維他命D、維他命B群、維他命A及大多數微量元素。

3 多吃新鮮蔬菜、水果，為身體提供維他命C、胡蘿蔔素、維他命B2、無機鹽和膳食纖維。

4 飲食宜清淡少鹽，避免高溫油炸食品、寒涼食物，並避免添加辛辣刺激食物和調味品。正確選擇零食，少喝含糖量高的飲料。

5 烹調時講究色香味，以引起兒童的興趣，促進其食慾。食品應溫度適宜、軟硬適中，這樣才易被兒童消化吸收。

✕忌食

水果｜罐頭｜魚罐頭｜肉罐頭

罐頭食品中含有色素、香精、甜味劑等添加劑，對兒童健康影響較大。

泡泡糖｜口香糖

含有塑化劑等多種添加劑，在嘴里長時間含著，很容易將其吞嚥下去，對兒童健康有不良影響。

濃茶｜咖啡｜可樂｜汽水

含有咖啡因，會消耗兒童體內的鈣。

洋芋片｜雪餅｜蝦條

鉛含量高，對兒童的智力和身體發育有不利影響。

青少年

TEENAGER

青少年是一個人體格和智力發展的重要時期，也是人體對熱量和營養素需求最多的階段，對熱量和營養素缺乏非常敏感，營養不良可能會延遲生長發育，使身體各方面受到嚴重影響。反之，如果此階段營養補充合理和充分，不但會促進正常的生長發育，原有營養不良的兒童也會因此而趕上正常發育的青少年。

預防肥胖

三餐分配合理（一般早、中、晚餐的能量分別占一天總能量的30%、40%、30%）；食物選擇熱量少、體積大的食物（如芹菜、紅蘿蔔、筍等食物），補充足夠的優質蛋白質，減少甜類食品，儘量少購買脂肪或油脂含量高的食物，如肥肉、油炸食品、堅果食品等；多食含維他命豐富的食物（如新鮮蔬菜、水果等），補充微量元素及礦物質。不要吃零食，特別是含油含糖多的小食品；少喝含糖的飲料，用礦泉水、白開水取而代之。

三餐安排

早餐要選擇熱量高的食物，比較理想的早餐應該是一杯牛奶，適量的新鮮水果和蔬菜，一百克左右的主食，如麵包、饅頭等含碳水化合物較高的食品。午餐要有豐富的蛋白質和脂肪，因為午餐既要補充上午的能量消耗，還要為下午的消耗儲存能量，午餐供熱應為全

宜食

雞肝｜豬血｜蛋黃｜黑木耳

含有大量的鐵，可預防缺鐵性貧血，確保青少年的正常生長發育。

番茄｜萵苣｜奇異果｜橙子

吃富含鐵的食物時同時吃這些食物，能更有效地促進鐵的吸收。

玉米｜花椰菜｜綠花椰菜｜紅糖

富含鉻，能使眼球滲透壓保持平衡，預防近視。

豬蹄｜豬皮｜牛蹄筋

富含膠原蛋白，能保護變聲期男性發音器官的健康。

忌食

漢堡｜炸薯條 炸雞｜肥肉

脂肪、鈉含量高，吃多了會增加體重，增加患高血壓、糖尿病等慢性疾病的風險。

泡麵｜奶油｜蛋糕

含反式脂肪酸和食品添加劑，會對青少年中樞神經系統的發育造成不良影響。

日總熱量的35%~40%。至於晚餐則以吃五穀類的食品和清淡的蔬菜為宜，不可食用過多的蛋白質和脂肪，以免引起消化不良而影響睡眠。

飲食原則

1 一日的膳食應該有主食、副食、有葷有素，儘量做到多樣化。主食除了米飯之外，要多吃麵製品，如麵條、包子、饅頭、餃子和餛飩等，還應該摻食玉米、小米、蕎麥、甘藷、高粱米等雜糧。還要有一定的動物性食品、豆製品和果蔬。

2 防止零食過多，並注意適當選擇，儘量不要吃熏烤、油炸食品。

3 確保魚、肉、蛋、奶和果蔬的攝入，青春期對蛋白質需求的增加尤為突出，每日達80~90克，其中優質蛋白質應占40%~50%，因此膳食中應該有足夠的動物性食物和大豆類食物。

4 適當進食含鈣、鐵、鋅較多的食物，如牛奶、奶製品、雞蛋、魚類、貝類、豆腐及豆類、芝麻醬、南瓜籽等。

5 每天飲水二千毫升以上，可以採取清晨喝溫開水、早餐喝豆漿、午餐喝菜湯、睡覺前喝牛奶、運動前喝淡鹽開水、炎夏喝熱茶等方式飲水。

美味健康食譜

Recipe

豬血燉豆腐

材料 豬血、豆腐各150克。

調料 蔥花、薑末、鹽、雞精、太白粉水、植物油各適量。

做法

❶將豬血、豆腐放入清水中浸泡，洗淨切塊。

❷炒鍋置火上，倒入適量植物油，燒至七成熱，下蔥花、薑末炒香，放入豬血塊和豆腐塊翻炒均勻，加適量清水燉熟，調入精鹽、雞精，用太白粉水勾芡即可。

更年期

MENOPAUSE

更年期是人進入中年後一種正常的生理變化，主要是因為體內激素分泌減少而出現的一系列症狀。更年期不光在女性身上出現，男性也有更年期。更年期症候群患者，輕者不需治療，利用食物調節就可獲得很好的效果。中醫認為人更年期是因人體腎氣衰所致，體內多見陰虛陽亢之態，食物調節應以補腎精，健脾胃，養心安神之品為主，合理的飲食安排不但可緩解更年期症狀，更有利於更年期的輕鬆度過。

男性更年期飲食

中年男子每天至少需要五十微克的鉻。食用富含18～20克植物纖維的食物，如麥麩、全麥麵包、高麗菜、馬鈴薯、紅蘿蔔、蘋果、萵苣、花椰菜、芹菜等。食用含有鎂的食物，建議男士早餐應吃二碗加牛奶的燕麥粥和一根香蕉。含鎂較多的食物有大豆、烤馬鈴薯、核桃仁、燕麥粥、通心粉、葉菜和海產品。食用含有維他命A、維他命B6、維他命C和維他命E的食物。食用含鋅的食物，每人每天服用十五微克的鋅。必須適量飲水，中等身材的男士每天必須飲用八杯水。

婦女更年期飲食

適當減食或儘量少攝取高脂肪類食物及糖類，尤其少吃肥肉等富含飽和脂肪酸和膽固醇的食物。不吃動物油，食用油以植物油為主，如葵花籽油、菜籽油、豆油等。可以促進膽固醇的代謝，供給人體多種不飽和脂肪酸。多食綠葉蔬菜和雜

宜食

牛奶｜海帶｜豆製品

處於更年期的中年人常吃這些食物，對降低膽固醇、預防骨質疏鬆症有益。

瘦豬肉｜蛋黃｜牛奶｜蝦皮

瘦肉、蛋黃富含的鐵和牛奶、蝦皮富含的鈣，能改善更年期脾氣暴躁的症狀。

瘦豬肉｜豆類｜綠葉蔬菜｜堅果

維他命B群豐富，能減輕更年期常見的疲倦、失眠等不適症狀。

豆漿｜梨子｜生藕

能緩解潮熱汗出、心煩、口渴等更年期不適症狀。

糧，特別是黃豆及其製品，還含豐富的弱性雌激素，可緩和更年期婦女因雌激素銳減而造成的痛苦。多食高鈣類食物，如牛奶、豆腐、豆干、豆漿、豆花等黃豆製品以及各種魚類、海藻類食品等，預防骨質疏鬆症。

除煩抑躁

多吃富含鈣質的食物，每天喝五百毫升豆漿或食用一百克以上的豆製品，對內分泌系統有良好的調節作用。多吃富含維他命B群、鐵質和鋅的食物；少吃含糖量高的食物與辛辣刺激性強的食物。

飲食原則

1. 增加蛋白質類食品，可從乳品、蛋、瘦豬肉、魚類和大豆中獲得。適量攝取碳水化合物，可從米、麵、豆類、水果、蔬菜和植物的根莖獲得。補充含維他命類食物，維他命存於乳類、蛋、肉、豆類、水果、糧食、魚等食物中。
2. 多吃富含Omega-3脂肪酸的食物，可多吃亞麻籽，含有亞麻酸屬Omega-3脂肪酸，再者亞麻籽中含有的木酚素是植物雌激素，可延緩更年期。
3. 禁吃刺激性食物，如酒、可可、咖啡、濃茶以及各種辛辣調味品如蔥、薑、蒜、辣椒、胡椒粉等，以保護神經系統。

✕ 忌食

濃茶｜咖啡｜可樂｜白酒

為刺激性飲料，會使神經處於極度興奮狀態，加重更年期失眠、煩躁等症狀。

奶油｜魚子｜豬油｜肥豬肉

富含飽和脂肪酸，會加速動脈血管壁硬化的過程，增加更年期患動脈硬化的危險。

老年人

ELDERLY

隨著年齡增長，老年人器官功能逐漸衰退，容易發生代謝紊亂，導致營養缺乏和慢性非傳染性疾病的危險性增加。這一系列的生理變化，勢必使老年飲食營養需求也發生相應的變化，表現出一定的特殊性。合理飲食是身體健康的物質基礎，對改善老年人的營養狀況、增強抵抗力、預防疾病、延年益壽、提高生活質量具有重要的作用。

預防老年痴呆症

供給充足的必需脂肪酸。注意給予低糖飲食。因為過多的糖，特別是精製糖，易使腦功能出現神經過敏或神經衰弱等障礙。膳食中應注意補充含維他命E、維他命C和β胡蘿蔔素豐富的食品，如麥胚油、棉籽油、玉米油、花生油、芝麻油等，這些物質具有抗氧化物質，能夠延緩衰老。各種菜餚烹調時，不要放過多的雞精。

預防便秘

多食冬菇、木耳、銀耳、紫菜、玉米、蔬菜、水果等高纖維食物，以刺激腸蠕動，促進糞便的運行和排出。同時，增加飲水量，每天飲水6～8杯，有刺激結腸蠕動的作用。少食辛香類、刺激性食品及含鞣酸較多的濃茶、蘋果等。每天早晨起床喝適量淡鹽水和蜂蜜水也有較好的通便作用。

宜食

黃豆｜蛋黃｜芝麻｜花生

含豐富的卵磷脂，是大腦中乙醯膽鹼的重要原料，可以預防老年痴呆。

番茄｜甜椒｜橘子｜鮮棗

富含維他命C，能防止老年人血管硬化。

紅蘿蔔｜南瓜｜高麗菜｜花椰菜

富含β胡蘿蔔素，有增強免疫力預防癌症的作用。

燕麥｜玉米｜蕎麥｜高粱米

這些粗糧富含膳食纖維，能幫助老年人控制體重，預防肥胖。

預防老年肥胖

採用低熱量膳食，總熱量可根據性別、勞動等情況控制在四千二百到八千四百千焦（一千到二千卡）。每日應至少每公斤體重供給1克蛋白質，一般可按每公斤體重1.2～1.5克掌握，尤其要供給充分的優質蛋白質，如瘦豬肉、魚、蝦、脫脂牛奶、豆製品、禽類等。脂肪的熱量比以低於30％為宜，烹調用油以含不飽和脂肪酸較多的植物油為好，應儘量減少含飽和脂肪酸較多的動物性脂肪攝入，如肥肉、動物油脂等應限制碳水化合物攝入，尤其是單糖類中的蔗糖、果糖等。保證膳食中無機鹽和維他命的充分供應。低鹽、高纖維飲食。少量多餐、避免晚餐過於豐盛。控制飲酒。

飲食原則

1. 食物要粗細搭配，鬆軟、易於消化，老年人每天最好吃到一百克粗糧或全穀類食物。老年人骨頭的礦物質不斷流失，骨質密度逐漸下降，要注意補充鈣和維他命D，以預防骨質疏鬆症和骨折的發生。
2. 適當限制熱量的攝入，在標準體重上下10％較為合適。
3. 常吃蛋、奶、豆製品，確保優質蛋白質。飲食宜清淡，控制動物性脂肪的攝入量，油脂應以植物油為主。常吃蔬菜、水果，保證充足的維他命的攝入。
4. 保證各種無機鹽和微量元素的攝入。嚴格控制食鹽的攝入量，以防誘發高血壓病。
5. 在食物鬆軟而易於消化的前提下，要兼顧食物的色、香、味、形。烹調方法宜採用蒸、煮、燉、炒，避免煎炸、油膩和醃製的食物。

忌食

鹹菜｜腐乳｜臘肉｜鹹魚

含鹽量較高，會加重心血管和腎臟的負擔，對健康十分不利。

油炸花生米｜麻花

油膩不易消化，給老年人原本脆弱的腸胃增加負擔，導致消化不良加重。

孕婦 PREGNANT WOMEN

孕期營養狀況的優劣對胎兒生長發育直至成年後的健康將產生至關重要的影響。與非孕期女性相比，孕期女性對能量和各種營養素的需求均有所增加，因此，孕期的食物攝入量也相應增加，但膳食構成仍然應由多種多樣食物組成平衡的膳食，力求種類豐富、營養全面。

減輕妊娠反應

膳食應以清淡為宜，選擇易消化的食物。應注意適當多吃蔬菜、水果、牛奶等富含維他命和礦物質的食物。一般的妊娠反應，可在保健醫生指導下補充適量的維他命B群。

妊娠反應嚴重

妊娠反應較重的孕婦不必像常人那樣強調飲食的規律性，更不能強制進食，進食的餐次、數量、種類及時間應根據孕婦的食慾和反應的輕重及時進行調整，採取少量多餐的辦法，以保證進食量，使孕婦儘可能多而全面地攝取食物，滿足其對營養的需要。

用蔬菜補充維他命B9的注意事項

蔬果儘量買新鮮的，並當天吃完，貯藏儘量放在無光處。蔬菜貯藏2～3天後，維他命B9損失50%～70%；鹽水浸泡過的蔬菜，維他命B9的損失也很大。另外，煲湯等烹調方法會使蔬菜中的維他命B9損失50%～95%，高溫烹調或微波

宜食

雞蛋｜禽畜肉｜豆製品｜牛奶及乳製品

富含蛋白質，能滿足胎兒各個器官生長和分化對蛋白質的需要量。

貝類｜深海魚

富含DHA，對胎兒大腦發育和神經細胞有益。

忌食

可樂｜咖啡

含有咖啡因，會影響胎兒大腦及神經的發育。

山楂｜薏仁

刺激子宮收縮，容易引發流產。

爐烹調，也可破壞蔬菜中維他命B9的有效成分。因此，為減少蔬菜中的維他命B9被破壞，孕婦吃蔬菜儘量涼拌或蘸醬吃。

飲食原則

孕婦要避免吃鯖魚、方頭魚，因為這兩種魚的汞含量較高，可能會影響胎兒大腦的生長發育，出現智力、運動、語言等方面的障礙。另外，孕婦儘量不吃魚頭或魚罐頭，汞含量較多。

懷孕早期的飲食

1. 攝入足量穀類、薯類和水果等富含碳水化合物的食物。每天至少攝入一百五十克碳水化合物。
2. 多攝入富含維他命B9的食物。懷孕早期維他命B9缺乏可增加胎兒發生神經管急性及早產的危險。孕早期應多吃些動物肝臟、深綠色蔬菜及豆類等富含維他命B9的食物。

懷孕中、晚期的飲食

1. 適當增加魚、禽、蛋、瘦豬肉、海產品的攝入量（動物性食物首選魚類）。這些食物是優質蛋白質的良好來源。在懷孕早期每天魚、禽、蛋、瘦豬肉攝入量的基礎上增加總計約五十到一百克的該食物。每週吃2～3次魚，每週吃1次海產品，每天吃1顆雞蛋。適當增加奶類的攝入。每天至少喝二百五十毫升牛奶或相當量的奶製品。常吃動物肝臟、動物血、瘦豬肉等含鐵豐富的食物。
2. 有飲酒習慣的孕婦必須戒酒，忌濃茶、咖啡，帶有刺激性的食物應儘量少吃。

美味健康食譜

Recipe

鮭魚蒸蛋羹

材料 鮭魚魚肉50克、雞蛋2顆。

調料 蔥末、香菜末、鮮醬油、香油各適量。

做法

1. 雞蛋磕入碗中，加入50克冷水打散；鮭魚魚肉洗淨，切粒，倒入蛋液中，攪勻。
2. 將蛋液放入蒸鍋隔水蒸至定型，取出，撒上蔥末、香菜末，淋入鮮醬油即可。

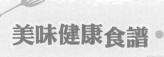

陰虛體質

YIN DEFICIENT TYPE

陰虛體質的人，特別容易上火，手心、腳心會莫名發熱、發燙、發汗，只有把手腳心貼到冰涼的物體上才感覺舒服一些，而且情緒波動大，容易心煩，或壓抑而又敏感，睡眠時間短，容易患結核病、失眠、腫瘤等疾病。對外界的適應能力表現為：不耐受乾燥、炎熱，耐冬不耐夏。陰虛體質的人要注意鎮靜安神，不宜進行劇烈運動，避免強度高、運動量大的鍛鍊形式，以免出汗過多。

體質特徵

性格內向、自制力較差、喜動易怒；畏冷怕熱、耐寒力較強；皮膚易生瘡瘍；口乾口渴、心煩氣躁；胃口好但體形消瘦；手足易冒汗發熱；小便黃、糞便硬、易便秘；女性月經提前，月經週期短，兩個月來三次月經。

特別處方

陰虛體質可常在家中按摩太衝穴，能幫助消除體內火氣，擺脫愛生氣的毛病，保持好的心情。太衝穴在我們腳背上大拇趾和第二趾趾縫向後的地方，在腳背最

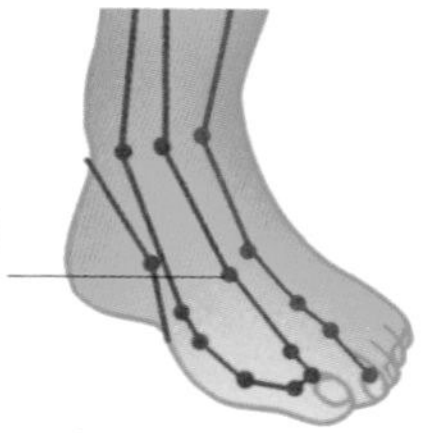

✓ 宜食

蔬菜	冬瓜、苦瓜、蓮藕、竹筍、銀耳、蘑菇、絲瓜、菠菜、白菜、山藥、黃瓜
肉類	鴨肉、豬蹄、鵝肉
水產	甲魚、龜肉、墨魚、烏賊、泥鰍、海參、黃魚
水果	葡萄、檸檬、西瓜、梨子、柚子、香蕉、蘋果、羅漢果、山竹
穀類	小米、大麥、綠豆、玉米、蕎麥、黑芝麻
其他	蜂蜜、乳品、百合、西洋參、綠茶、烏龍茶

✗ 忌食

肉類	羊肉、牛肉
水果	荔枝、桂圓、櫻桃、杏
水產	蝦仁、海馬
乾果	核桃
調料	花椒、桂皮、茴香、蔥、薑、蒜
其他	紅茶、普洱茶

高點前的凹陷處，找這個穴位的時候，用大拇指對著大腳趾和二趾之間的趾縫往上移，能感覺到有脈搏跳動且有明顯酸、麻、脹、痛感的地方就是太衝穴。每天按摩10分鐘可收到較好的效果，如果在睡前按摩，還能改善失眠的作用。

飲食原則

1 如果多吃了一些溫燥、辛辣的食物，就要多吃一些山竹、西瓜等涼性蔬果或多喝些冬瓜皮湯，以緩解這些食物的火氣。但陰虛體質的內熱是虛熱，也不能毫無節制地吃寒涼食物，以免傷及脾胃。

2 陰虛體質的人宜選擇燜、蒸、燉、煮的烹調方法，少放花椒、八角、桂皮等調料，少吃大火爆炒的菜餚、火鍋和麻辣燙，否則容易上火。

3 避免食用脂肪、碳水化合物含量過高的食物，同時烹調的方法也很重要，比如就算食物不是熱性的，但用煎、油炸、燒烤等方式烹調後，也會變得性熱，吃了同樣容易上火。所以宜吃肉質精細的動物性食物，不吃油炸、燒烤食品，而且要忌菸酒。

美味健康食譜

Recipe

沙參玉竹排骨湯

材料 沙參30克，玉竹30克，排骨350～400克。

調料 食鹽適量。

做法

1. 排骨放入沸水約5分鐘減去油脂。
2. 焯水後的排骨放入1.5公升清水，用大火煮沸後轉中火續煮約45～60分鐘後，肉湯面去除浮油，加進清洗乾淨的沙參、玉竹，續中火煮約60分鐘，到剩下600～800毫升的湯即可。

陽虛體質

YANG DEFICIENT TYPE

陽虛體質一年四季手都涼，夏天大家都喜歡吹空調，而陽虛體質的人卻不敢吹空調，一吹空調就手腳冰涼，還要加一件毛衣。具體來說，陽虛體質的人是「手冷過肘，足冷過膝」。人的陽氣藏在腎臟，因此陽虛體質的人腎陽相對不足。陽虛體質的人新陳代謝不暢通，會出現肥胖、多囊卵巢、糖脂代謝紊亂等一系列代謝性疾病。

體質特徵

怕冷、四肢不溫；大便溏薄，一吃涼東西就會拉肚子；精神不振、消沉；女性容易痛經、月經延後、不孕不育；水腫、筋骨關節疼痛僵硬。

特別處方

中醫學中有「氣海一穴暖全身」的說法，意思是說按摩氣海穴能使身體溫暖起來，能為身體補充陽氣。氣海穴在我們身體哪個位置？取仰臥位，找到肚臍，在肚臍下1.5寸，大約二指寬的地方，和肚臍相對的這個點，就是氣海穴。揉的時候用拇指或中

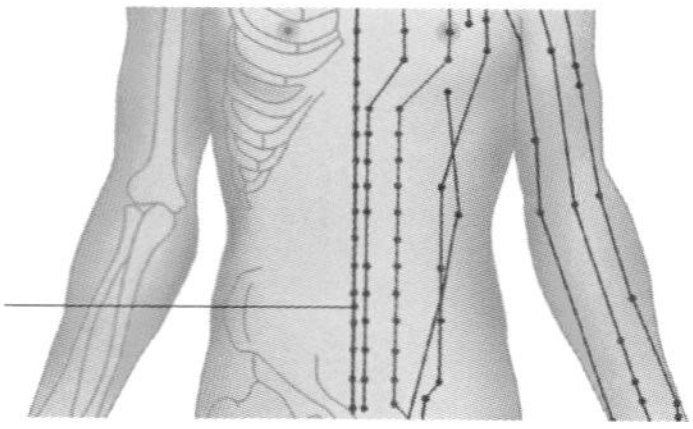

氣海穴

宜食

蔬菜	韭菜、辣椒、南瓜、紅蘿蔔、山藥
肉類	羊肉、牛肉、雞肉
水產	蝦、黃鱔、海參、鮑魚、淡菜
水果	荔枝、榴蓮、龍眼肉、紅棗
乾果	栗子、核桃、腰果、松子
調料	生薑、花椒、大蒜、茴香、桂皮、蔥
其他	麥芽糖、紅茶

忌食

蔬菜	苦瓜、黃瓜、絲瓜、芹菜、竹筍
穀類	綠豆、小米、薏仁
水產	海帶、紫菜、田螺、螃蟹
水果	柑橘、柚子、香蕉、西瓜、火龍果、梨、柿子、枇杷、甘蔗
其他	綠茶

指的指腹來揉，揉的力量要適中，每天揉一次，每次揉3分鐘左右。

飲食原則

1 蔬菜儘量不要涼拌生吃，尤其是性質寒涼的種類，比如苦瓜、絲瓜、黃瓜等，最好在開水中焯燙或經蒸、燉、煮後再食用，或加些薑、蒜、花椒等熱性調料調味，如此才能平抑食物的寒性。吃梨等性質寒涼的水果時，可以切成小塊後蒸熱了再吃，不但別有一番風味，而且不傷身體的陽氣。

2 宜吃性屬溫熱、具有溫陽散寒作用的食物，或熱量較高而富有營養的食品，忌吃性寒生冷的食物，包括各種冷飲，也不宜吃太多水果，會傷脾胃。

3 陽虛體質者應減少食鹽的攝入，否則容易引起肥胖、腫脹、小便不利

4 秋冬季節可常喝些山藥紅棗糯米粥，不但暖身暖胃，而且能補陽氣。

美味健康食譜

Recipe

生薑羊肉湯

材料 生薑10克、羊肉100克。

調料 香菜末、蔥、八角、鹽、雞精、香油各適量。

做法

1. 羊肉洗淨，切小塊，用沸水焯燙去血水，撈出；蔥擇洗乾淨，切段；生薑洗淨，切片。
2. 湯鍋置火上，放入羊肉、八角、蔥段、薑片，倒入沒過羊肉的清水，大火煮開，轉小火煮至羊肉熟透，加鹽和雞精調味，淋上香油，撒上香菜末即可。

氣虛體質

QI DEFICIENT TYPE

氣虛體質容易氣喘吁吁，平時講話聲音低弱，老是上氣不接下氣，感覺氣不夠用，經常會感到疲勞乏力。有陽虛傾向，但最主要是反映在臟腑功能低下，尤其是肺臟和脾臟功能相對要弱一些，消化功能不好，身體抵抗能力差；平時容易患上感冒或者生病不容易痊癒，容易出現內臟下垂的症狀，例如胃下垂、子宮脫垂、直腸脫垂等等。

體質特徵

形體偏胖，面色蒼白、唇色淡，經常會感到疲倦、無力，整個人比較慵懶，聲音低怯；動則出汗、頭昏耳鳴、便秘、尿少、心悸；胃口不好、飯量小；形體鬆弛、無力、不挺拔，臀部和乳房下垂，女性容易長色斑，而且面積大，顏色淡。

特別處方

氣虛體質的人可以經常按摩足三里這個穴位，能夠補益脾胃、補血養陰。那麼足三里在我們身體的哪個部位呢？把腿屈曲，找到在膝關節外側有一個小窩，這是外膝眼，從外膝眼直

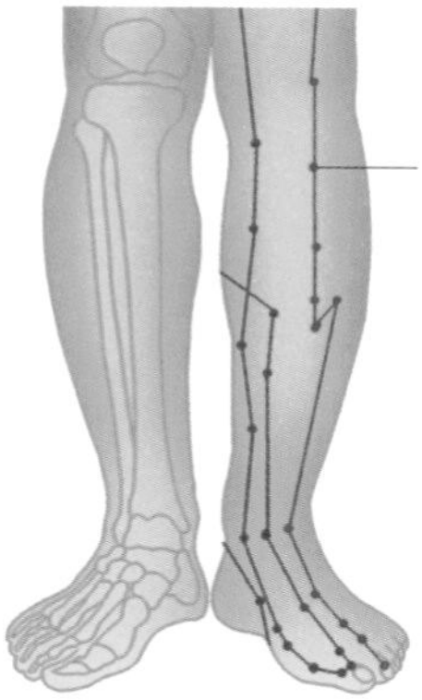

宜食

蔬菜	花椰菜、紅蘿蔔、香菇、馬鈴薯、白扁豆、南瓜、高麗菜、山藥、地瓜、蓮藕
水果	紅棗、葡萄、蘋果、桂圓肉、橙子
穀類	小米、粳米、糯米、薏仁、黃豆製品
肉禽蛋類	牛肉、豬肚、雞肉、羊肉、鵪鶉、鵪鶉蛋
水產	鰱魚、鯽魚、刀魚、黃魚、比目魚、海參、泥鰍、黃鱔
乾、堅果	葡萄乾、栗子、蓮子、白果
其他	麥芽糖、蜂蜜、芡實、人參、黨參

忌食

蔬菜	香菜、生蘿蔔、大頭菜、芥菜、荸薺、蕪菁
水果	山楂、檳榔、柚子、橙子
穀類	蕎麥
調料	大蒜、胡椒、薤白
其他	菊花、茶葉

下四橫指，脛骨前脊外側旁開一指，交叉點就是足三里穴。按摩時用大拇指或中指的指腹按揉，每次按揉一百下左右，按揉至有酸脹感最好。

飲食原則

1 氣虛體質的人最好用燜、蒸、燉、煮、熬、煲的方法烹調食物，其中最有益的方式是喝粥，因為容易被人體吸收，還可加適量紅棗、淮山藥、白果等。

2 氣虛體質對食物的寒熱之性很敏感，稍微偏溫一點可以，但是溫熱之性太明顯的食物，氣虛的人往往會受不了而感到燥熱，所以在吃溫熱之性太明顯的食物時，比如羊肉，可以放點白芍、麥冬來抑制羊肉的熱性，避免在補氣的同時把熱也補了上來。

3 宜吃營養豐富、具有補氣作用的食物，或性平味甘、甘溫、容易消化的平補食物，但要細水長流、少量且持續，使其形成一種飲食習慣。忌吃破氣、耗氣、生冷寒涼及油膩、辛辣的食物。

4 女性不要長期節食，會造成身體營養不足，形成或加重氣虛體質。

美味健康食譜

Recipe

人參蓮肉湯

材料 人參6克(紅參或高麗參)、去心蓮子10粒，冰糖10克。

做法

❶人參和蓮子洗淨浮塵，放入沙鍋中，倒入沒過鍋中材料的清水浸泡30分鐘。

❷把沙鍋置火上，大火燒開後轉小火煮1小時，加冰糖煮至溶化，離火，喝湯吃蓮子即可。

秘訣 加水量以沒過食指2～3個指腹為好。

瘀血體質

BLOOD STASIS TYPE

瘀血體質在氣候寒冷、情緒不佳的情況下，很容易出現血脈瘀滯不暢或阻塞不通，患上各種以疼痛為主要表現的疾病以及腫瘤包塊等，對颱風以及寒冷天氣不適應；應多做運動，避免久坐。瘀血體質的人心情常不愉快，容易煩燥、生氣，要保持好心情，培養廣泛的興趣和愛好。

體質特徵

眼睛渾濁、有黑眼圈、嘴唇發紫、舌頭上有不易消退的瘀點和瘀斑；形體消瘦，表情抑鬱、呆板，面部肌肉不靈活，關節腫脹疼痛；易脫髮，皮膚乾燥搔癢，面色灰暗，易生斑；健忘，心煩易怒，記憶力差；女性多見痛經、閉經或有煩躁易怒、乳房脹痛、失眠等經前期症候群的表現。

特別處方

想改善瘀血體質，就要打通身體裡有瘀阻的地方，常按摩三陰交穴可以疏通我們的血脈和經絡。三陰交穴它在我們足內踝上3寸的地方，找到足內踝後，向上移四個橫指的

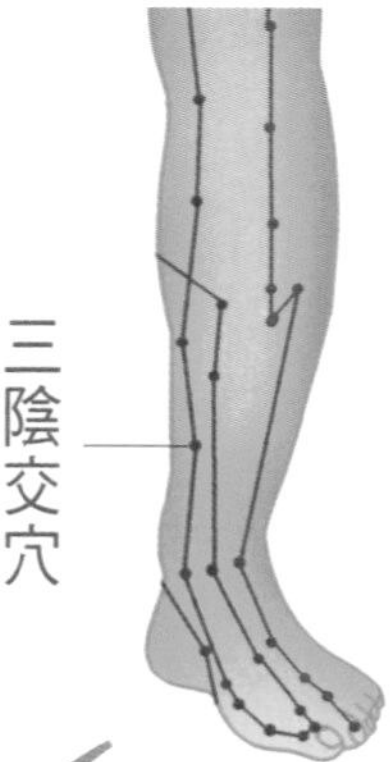

忌食

蔬菜	苦瓜
肉禽蛋	蛋黃、豬頭肉
水產	蝦
水果	烏梅、柿子、石榴、李子
調料	辣椒、芥末、胡椒
其他	奶酪、飲料、咖啡、濃茶、酒、桃仁、生地、赤芍

宜食

蔬菜	熟蓮藕、黑木耳、竹筍、紫皮茄子、蒜薹、蒟蒻、紅蘿蔔、菠菜、豆類、油菜、韭菜、洋蔥
水果	山楂、金桔、紅棗、桂圓、桃子、蘋果、鳳梨、草莓、葡萄
肉類	羊肉、牛肉、羊肝、豬蹄
水產	魚類、螃蟹、海參
乾果	花生、榛子、松子、杏仁、核桃仁
調料	蔥、蒜、桂皮、生薑、醋、菜籽油
其他	蘑菇、紅糖、紅葡萄酒、糯米甜酒、牛奶、玫瑰花、茉莉花、紅花、當歸、川芎、丹參

距離、對應足內踝骨突點的位置就是三陰交穴。按摩時用指腹來按揉，每次按揉1～3分鐘可以改善瘀血體質。

飲食原則

1 宜選用具有活血化瘀功效的食物，如山楂、黑木耳、油菜等，也可以用茉莉花、玫瑰花泡茶喝，具有疏肝理氣、活血化瘀的功效。忌吃苦瓜、柿子等會阻凝血液運行的食物。

2 少吃鹽和雞精，避免增加血液黏稠度，加重血瘀程度；有心腦血管疾病傾向的中老年人宜常吃些醋。

3 紅糖、紅葡萄酒最適合女性瘀血體質的調養，尤其是產後、痛經、經血暗黑、月經血塊多、月經延遲等情況下服用。

4 瘀血體質或陽虛間夾瘀血體質的人，不宜一次吃太多生藕、茄子、黑木耳等性涼活血的食物，宜同時食用溫熱食物，在冬季適合吃洋蔥、韭菜等性溫活血的蔬菜。

5 蛋黃、豬頭肉等高脂肪、高膽固醇的食物不能多吃，也不宜吃辛辣、寒涼、冰凍的食物，而且要少喝酒，因為容易傷肝。

美味健康食譜

Recipe

糯米甜醋燉豬蹄

材料 糯米50克、豬蹄1只、熟雞蛋若干。

調料 醋250毫升、生薑適量。

做法

1. 糯米淘洗乾淨，用清水浸泡2～3小時；熟雞蛋去皮；生薑去皮，洗淨；豬蹄去淨殘毛，洗淨，剁成塊，用沸水焯燙去血水。
2. 沙鍋中放入糯米、生薑、熟雞蛋、豬蹄和沒過鍋中食材的清水後置火上，大火燒開後轉小火燉1小時，淋入醋即可。

秘訣 生薑不要切片。

痰濕體質

PHLEGM & DAMPNESS TYPE

痰濕體質多數容易發胖，身體比較沉重，通常不喜歡喝水，對梅雨季節及潮濕環境適應能力較差。中醫認為「百病皆有痰作祟」，痰濕體質是醞釀疾病的溫床和土壤，痰濕停到哪兒，哪兒就會出現問題。痰濕體質的人最容易患糖尿病、中風、心臟病等病症。

體質特徵

形體肥胖，腹部肥滿鬆弛，面部油脂較多，不是出汗過多，就是明顯少汗無汗；經常頭昏腦脹、頭重、嗜睡、胸悶、痰多；喜歡吃肥甘甜黏、口黏膩或甜；四肢浮腫，按之凹陷，關節疼痛，肌膚麻木，婦女白帶過多，常見經遲、經少、閉經，小便不利或渾濁。

特別處方

按摩豐隆穴能夠把脾胃上的濁濕排出去，從腿的外側找到膝眼和外踝這兩個點，連成一條線，然後取這條線的中點，接下來找到腿上的脛骨，脛骨前緣外側大約兩指的寬度，和剛才那個中點平齊，這個地方就是豐隆穴。每天持續按摩3分鐘，能幫助痰濕體質的人祛除體內的濕氣。

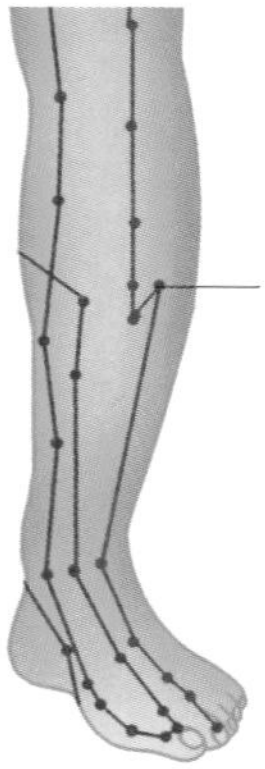

✓ 宜食

蔬菜	白菜、扁豆、蘿蔔、洋蔥、山藥、冬瓜、絲瓜、葫蘆、苦瓜、黃瓜、芹菜、韭菜、大蒜、蔥、生薑
穀類	紅豆、薏仁、蠶豆
水果	杏子、荔枝、檸檬、櫻桃、楊梅、檳榔、木瓜
肉類	牛肉、羊肉、雞肉
水產	鰱魚、鱒魚、帶魚、泥鰍、黃鱔、河蝦、海參、鮑魚、紫菜
乾果	白果、栗子

✗ 忌食

水果	石榴、紅棗、柚子、枇杷、山楂
水產	田螺、螺螄、蚌、牡蠣、甲魚
肉類	鴨肉
其他	甜飲料、飴糖、砂糖

飲食原則

1 痰濕體質的人渴時再喝水，不渴時最好不要刻意喝水，因為水進到體內，會排出得比其他體質的人慢，會加重脾胃和膀胱的負擔，而且會增重、肚子脹。

2 可以適量吃些生薑，因為生薑的祛濕效果非常好，而且能健脾。但最好在夏季吃，其他季節最好不吃；早晨起床後吃生薑最好；煲湯時或煮茶時放的薑片不要煮得一點辣味都沒有，不然會影響生薑祛濕、健脾作用的發揮。

3 常吃些能補氣的食物，因為補氣能健脾，脾有運化水濕的作用，通過健脾可達到將體內濕氣送出體外、改善痰濕體質的作用，也可常吃些健脾利濕的食物，如薏仁等，避免多吃肥甘厚味的食物，也應該少吃寒涼、味酸的食物，特別是味道酸的食物，可以吃些洋蔥、韭菜等性偏溫燥的食物。

4 忌暴飲暴食，每餐宜吃七八分飽，吃飯速度不要太快；晚飯要少吃，不要吃夜宵，但一定要吃早餐；少喝含糖量高的飲料，因為甜能生濕；也不宜飲酒過多，同食要限制鹽的攝取，保持口味清淡。

美味健康食譜

Recipe

白菜蘿蔔湯

材料 大白菜100，白蘿蔔100克，豆腐100克。

調料 蔥花、薑片、鹽、雞精、植物油各適量。

做法

❶大白菜、白蘿蔔擇洗乾淨，大白菜削成片，白蘿蔔切塊；豆腐沖洗乾淨，切塊。

❷鍋置火上，倒入適量植物油燒熱，炒香蔥花和薑片，放入白蘿蔔塊，淋入適量清水煮至八成熟，下入大白菜和豆腐煮至白菜熟透，加鹽和雞精調味即可。

氣鬱體質

QI STAGNATION TYPE

所謂氣鬱，就是臟腑在行使功能的過程中總是卡卡的，不暢快順利。氣鬱體質是工作壓力大的人最常見的體質，如白領、行政管理人員等，尤其女性多見。另外，還和父母早逝等比較大的不良生活事件打擊有關。氣鬱體質的人經常不高興、生悶氣，對精神刺激的適應能力較差，不喜歡陰雨天氣，容易患抑鬱症、慢性胃炎、慢性咽喉炎、痛經、偏頭痛、乳腺增生等病症。

體質特徵

形體偏瘦，面色發黃、沒有光澤，鼻翼兩側和嘴唇周圍有淡淡的青色；比較敏感，對別人的一句話或者一個表情都會去想上一段時間，經常嘆氣、不開心，胸脇有脹滿的感覺；睡眠較差，食慾減退，喉嚨有異物感，即吞不下去、吐不出來的感覺。心悸膽怯、健忘、痰多、大便乾燥、小便不利或渾濁；女性月經前會出現明顯的乳房脹痛和小腹脹痛。

特別處方

氣鬱體質的養生原則之一就是疏肝理氣，陽陵泉穴就是一個不錯的疏肝理氣穴位，在我們兩個小腿外側，腓骨小頭前下方凹陷處。用大拇指的指腹按揉，每次按揉3～5分鐘，能夠疏肝理氣、降肝火，緩解抑鬱的情緒，心情好身體也會越來越好。

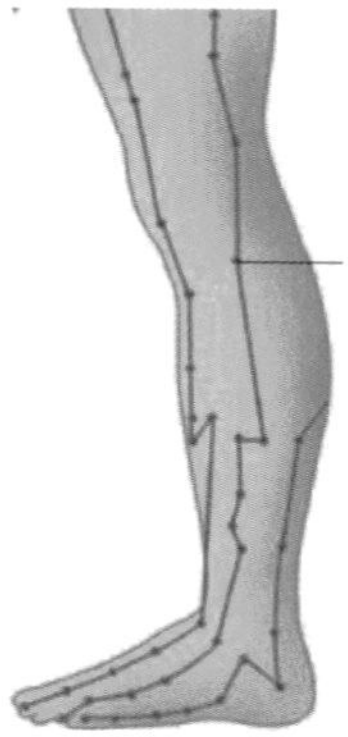

✔ 宜食

蔬菜	刀豆、蓮藕、茴香菜、蘿蔔、洋蔥、韭菜、高麗菜、絲瓜、豆類、蘑菇
穀類	大麥、蕎麥、高粱
禽畜蛋	牛肉、瘦豬肉、蛋黃
水果	柑橘、佛手、桂圓、山楂、紅棗、桑葚
其他	陳皮、川芎、香附、白芍、甘草、當歸、薄荷、菊花、玫瑰花、茉莉花、葡萄酒、何首烏、枸杞、阿膠

✘ 忌食

蔬菜	辣椒、生薑、蒜、蔥
肉禽蛋	豬頭肉、肥肉、動物內臟（心、肝、腎、腸等）
水果	荔枝、榴蓮、石榴、木瓜、櫻桃
乾果	瓜子、松子仁
調料	花椒、芥末、胡椒
其他	雪糕、冰淇淋、冰凍飲料等

飲食原則

1. 多吃一些能行氣、解鬱、消食、醒神的食物，如營養豐富的魚、瘦豬肉、乳類、豆製品、柑橘、玫瑰花、茉莉花、山楂等。
2. 氣鬱的人容易上火，可適量吃些性涼、疏肝理氣的食物，如蓮藕等；也可常吃些補益肝血的食物，如蛋黃、紅棗等。
3. 可少量飲酒，以活動血脈，葡萄酒為佳；不可多食冰淇淋等冰冷的食物；睡前也要避免喝茶、咖啡、可樂等提神的飲料。

美味健康食譜

Recipe 1

茉莉玫瑰冰糖粥

材料 白米60克，乾玫瑰花、乾茉莉花各15克、冰糖適量。

做法 白米淘洗乾淨；鍋置火上，倒入適量清水燒開，下入白米、玫瑰花、茉莉花煮至米粒熟爛的稀粥，加冰糖煮至溶化即可。

Recipe 2

葡萄乾蓮藕湯

材料 葡萄乾15克、蓮藕150克、冰糖適量。

做法

1. 葡萄乾洗淨浮塵；蓮藕去皮，洗淨，切片。
2. 鍋置火上，倒入適量清水燒開，放入藕片煮至九成熟，下入葡萄乾煮至藕片熟透，加冰糖煮至溶化即可。

濕熱體質

DAMP-HEAT TYPE

濕熱體質是一種身體內環境不清潔，又濕又熱又悶，排泄不暢的體質。主要問題是肝膽脾胃功能相對失調，尤其是肝膽的疏洩功能不好。濕熱體質的人不論外在表現、身體內環境還是分泌物、排泄物都比較「濁」，對潮濕或氣溫偏高的環境較難適應，容易患皮膚病、肝膽疾病和泌尿生殖系統疾病。

體質特徵

眼睛混濁，有血絲，眼屎較多，面色發黃、發暗，多有痤瘡粉刺，看起來很油膩，有不清潔的感覺，頭髮油膩，頭皮屑多；身上汗味大、體味大，常感到口乾、口苦、口臭，牙齦和嘴唇比較紅；身體睏重倦怠，心煩懈怠，性情急燥，容易發怒；大小便異味大，其中小便呈深黃色；女性白帶多，且顏色發黃。

特別處方

濕熱體質的人可以常按按胳膊上的曲池穴，發揮祛濕熱的作用。那這個曲池穴在我們胳膊上的哪個位置呢？彎曲胳膊肘，找到胳膊肘最突出的那個骨頭，再

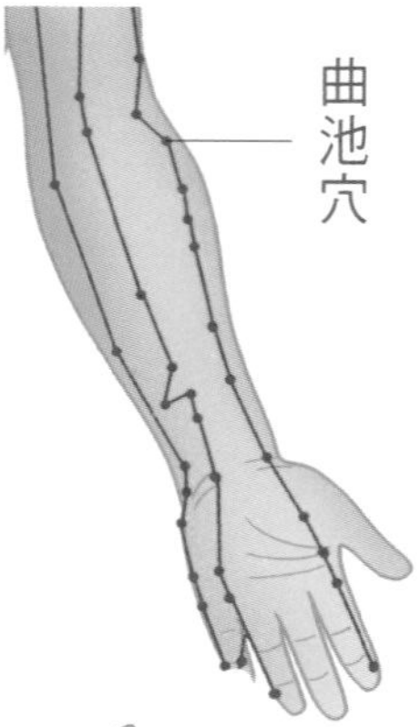

宜食

穀類	綠豆、蠶豆、紅豆、薏仁
蔬菜	苦瓜、高麗菜、蓮藕、空心菜、冬瓜、葫蘆、白菜、絲瓜、芹菜、薺菜、芥蘭、黃瓜、竹筍、四季豆、豆芽、山藥
水產	鯽魚、田螺、紫菜、海帶
水果	桃、哈密瓜、西瓜、梨子、荸薺、木瓜
其他	綠茶、花茶、蓮子、當歸

忌食

蔬菜	辣椒、大蒜、韭菜、洋蔥、生薑、蔥
肉類	牛肉、肥肉、豬頭肉、豬大腸、雞肉
調料	咖喱、花椒、胡椒、芥末
其他	巧克力、糖塊、蜜餞、銀耳、燕窩、雪蛤、阿膠

找到彎曲胳膊肘時前臂和上臂合上的點，突出的肘骨和這個點之間的中間點就是曲池穴。可以用指腹來按揉這個穴位，每天按摩2次，每次按揉3分鐘左右，按揉至有痠痛感為好。

飲食原則

1. 忌吃辣椒、大蒜等辛辣且燥熱的食物，烹調用油宜少不宜多，忌吃煎、油炸等高溫加工食物，會加重身體的濕熱。不宜多吃牛肉、雞肉等性溫的食物，宜吃些薏仁、絲瓜、鴨肉等能清熱化濕的食物，最好少吃甜食與肥膩食物，並少喝酒，避免暴飲暴食，以保持良好的消化功能。
2. 濕熱體質的人最怕夏天的濕熱和秋天的乾燥。如果消化功能比較好，可以適量多喝些水或者喝些能清熱、祛濕、祛暑的涼茶；秋季適量多吃些含水量多的水果，多喝白米粥，每天早晨起床後，空腹喝一杯蜂蜜水或淡鹽水。冬季進補，適量即可，以免滋補過度，加重身體的濕熱。

美味健康食譜

Recipe

冬瓜排骨紅豆湯

材料 冬瓜150克、排骨250克、紅豆25克。

調料 鹽、雞精各適量。

做法

1. 冬瓜去皮，除瓤和籽，洗淨，切塊；排骨洗淨，用沸水焯燙去血水，撈出；紅豆淘洗乾淨，用清水浸泡2～3小時。
2. 鍋置火上，放入排骨和紅豆，倒入清水，蓋過鍋中食材，大火煮開後轉小火煮至排骨九分熟，下入冬瓜煮熟，加鹽和雞精調味即可。

秘訣 浸泡紅豆的水可以倒入鍋中煮湯，能更好地保存其營養。

特稟體質

SPECIAL CONSTITUTION TYPE

特稟體質包涵兩個意思，先天或特殊的體質。這種體質的人稟賦比較特殊，它包括三種：第一種是過敏體質，有過敏性疾病的人大多都屬於這一類；第二種是遺傳病體質，就是有家族遺傳病史或者是先天性疾病的，這一類大多很難治癒；第三種是胎傳體質，就是母親在妊娠期間所受的不良影響傳到胎兒所造成的一種體質。特稟體質的人對過敏季節適應能力很差，容易引起舊病發作。

體質特徵

即使不感冒也會經常鼻塞、打噴嚏、流鼻涕，也容易患哮喘、對藥物、食物、氣味、花粉、季節過敏；皮膚容易起蕁麻疹，皮膚常因過敏出現紫紅色瘀點、瘀斑。皮膚常常一抓就紅，並出現抓痕。

特別處方

經常按摩背部的肺俞穴、脾俞穴、腎俞穴，可以調節臟腑功能，改善過敏體質。每天按摩1次，每次按摩3～5分鐘，按至有酸脹感為好。按摩後喝杯溫開水，做幾次深呼吸。

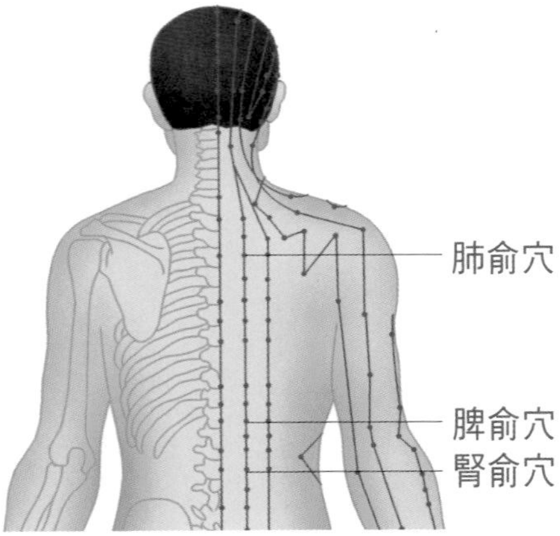

宜食

穀類	黑豆、薏仁、綠豆
蔬菜	紅蘿蔔、甜椒、番茄、山藥
菌類	金針菇
水果	紅棗、蘋果
乳製品	優酪乳
其他	蜂蜜、烏梅、黃耆

忌食

穀類	蠶豆、白扁豆
蔬菜	辣椒、香菜、芹菜、油菜、芥菜、大蒜、韭菜、洋蔥
水果	木瓜、芒果、鳳梨、無花果、檸檬、香蕉
禽畜蛋	牛肉、肥肉、鵝肉、雞蛋
水產	魚、蝦、蟹
其他	花生、芝麻、牛奶、酒、濃茶、咖啡

飲食原則

1 要少吃或不吃「感光性食物」，如香菜、芹菜等，否則皮膚對日光的敏感度會大大增強，使原本已經非常敏感的皮膚對日光刺激更加敏感，而加重過敏症狀。

2 飲食上口味宜清淡，營養均衡，粗細、葷素搭配適當；忌吃生冷、辛辣、肥甘油膩的食物。

3 適量多吃些糯米、山藥等益氣固表的食物。

4 除了避免食用海魚、蝦、蟹等等容易誘發過敏的海鮮食物，及含有添加劑的蜜餞、糖果等食物外，也要避免吃辣椒等能使原有疾病加重的食物。

美味健康食譜

Recipe 1

蔥白紅棗雞肉粥

材料 白米100克、紅棗6顆、帶骨雞肉100克、蔥白適量。

做法

❶白米淘洗乾淨；紅棗洗淨，去核；帶骨雞肉洗淨，剁成小塊，用沸水焯燙去血水；蔥白洗淨，切末。

❷鍋置火上，放入雞肉、蔥白，淋入沒過鍋中食材的清水大火煮開，下入白米和紅棗小火煮至米粒熟軟，撒上蔥白末即可。

Recipe 2

黑豆漿

材料 乾黑豆20克。

做法

❶水發黑豆洗淨，放入榨汁機中，加適量清水攪打成豆漿。

❷湯鍋置火上，倒入攪打好的黑豆漿中火煮沸，轉小火煮10分鐘。

❸取碗，倒入煮熟的黑豆漿，涼至溫熱飲用即可。

Recipe 3

黃耆粥

材料 黃耆20克、白米80克、冰糖適量。

做法

❶黃耆洗淨浮塵，切片，放入沙鍋中用清水浸泡20～30分鐘；白米淘洗乾淨。

❷把裝有黃耆的沙鍋置火上，大火燒開後轉小火煎20分鐘，倒出鍋中的湯汁，加適量清水再大火燒開後轉小火煎15分鐘，倒出湯汁。

❸取兩次煎取的湯汁燒開後下入白米小火煮至米粒熟爛的稀粥，加冰糖煮至溶化即可。

Recipe 4

玉米綠豆粥

材料 玉米100克、綠豆50克。

做法

❶綠豆洗淨，放入冷水中浸泡2小時，連水蒸2小時，取出。

❷玉米洗淨，加水，小火煮2小時，加入煮好的綠豆湯，煮沸即可。

Recipe 5

火腿水果沙拉

材料 熟火腿50克、奇異果50克、火龍果50克。

調料 葡萄乾、原味優酪乳酪、蜂蜜各適量。

做法

❶熟火腿肉切丁；奇異果洗淨，去皮，切丁；火龍果洗淨，切丁。

❷取盤，放入火腿丁、奇異果丁、火龍果丁和葡萄乾。

❸原味優酪乳酪和蜂蜜調勻，淋在火腿丁與水果丁上拌勻即可。

第三章

對症飲食的健康調養指南

人生病時更要安排好自己的飲食，宜吃什麼、不宜吃什麼，心中一定要有數。比如感冒發燒時就不要多吃高蛋白質食物，因為蛋白質在體內分解後會產生一定的額外熱量，加劇發熱症狀，延長發熱時間；同時，飲食上葷菜量也應減少，口味清淡，這樣退燒才快！還想知道患其他常見病時的飲食宜忌，趕快翻開本章內容尋找答案吧！

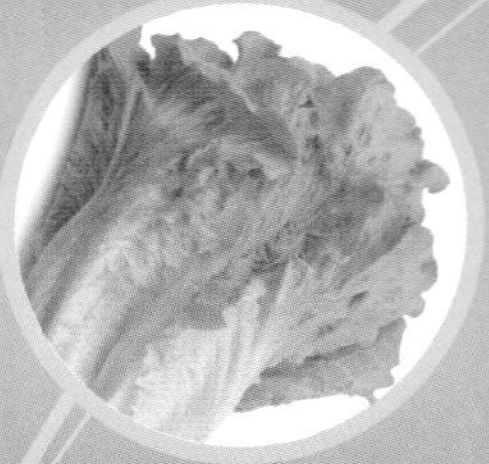

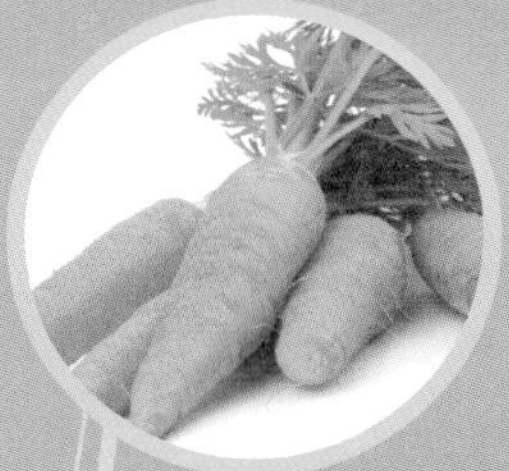

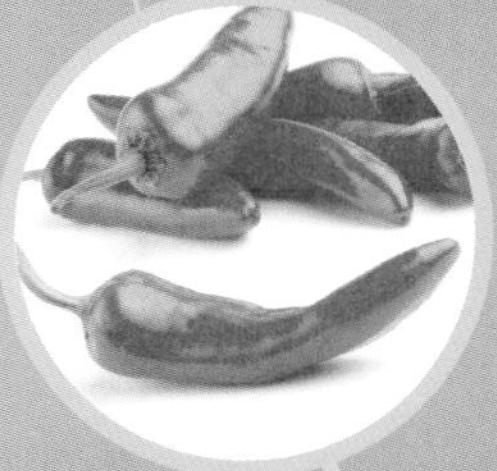

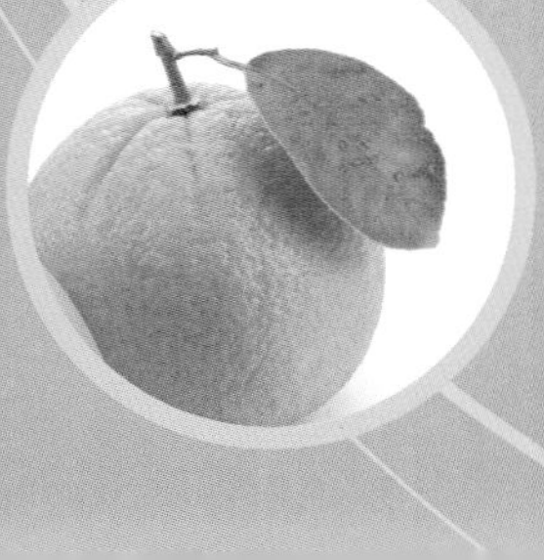

咳嗽 COUGH

無論是大人還是孩子，咳嗽時除了針對性地進行藥物治療外，如能再配合一些飲食調理，便能更快治癒咳嗽。另外，中醫認為，魚、蟹、蝦和肥肉等葷腥、油膩食物，可助濕生痰，引發咳嗽或使咳嗽的症狀加重。

風寒咳嗽

風寒咳嗽以乾咳為主，聲重緊悶不爽，咽癢，咳痰清稀，鼻塞流清涕，舌苔白，惡寒發熱、頭痛等。宜吃辛溫散寒或化痰止咳的食物，如蔥、薑、白蘿蔔、杏、金桔、鯉魚等；忌吃生冷黏糯滋膩的食物，如柿子、香蕉、烏梅、石榴、梨、螃蟹、糯米、紅棗、蜂蜜等。宜選擇吃些清淡、可口、有營養的飲食；還要多喝水、多吃水果。飲食要規律，一日三餐葷素搭配好，少吃零食。

風熱咳嗽

風熱咳嗽的特點是咳痰黃稠，咳聲洪亮，鼻塞涕稠或濁，咽痛發熱。風熱咳嗽者忌食溫熱滋補食物，如牛肉、羊肉、鵝肉、雞肉、蝦子、紅棗、糯米、荔枝、松

宜食

梨子｜白蘿蔔｜紅棗

有潤肺功效，利肺氣，具有止咳的功效。

百合｜銀耳｜山藥

有潤滑和滋潤呼吸道的作用，止咳效果好。

動物肝臟｜雞蛋｜牛奶

富含維他命A，能保護呼吸道黏膜。

子、栗子、洋蔥、帶魚等；宜吃具有清肺化痰止咳作用的食物，如梨子、無花果、薄荷、胖大海、西瓜、鴨蛋、金銀花等。飲食宜清淡、爽口，避免油炸、煙熏，以蒸煮為主，不可過鹹、過甜，不吃含糖和油脂較多的食物，多選擇富含維他命C的食品。

飲食原則

1 飲食宜清淡。以新鮮蔬菜為主，適當吃豆製品，葷菜量應減少，可食少量瘦豬肉或禽、蛋類食品。

2 過敏體質者尤其是兒童咳嗽期間，應儘量少食用發物以及辛辣刺激性食物。

3 宜少鹽少糖，咳嗽嚴重者酸甜水果也應慎食。不吃或少吃油煎油炸食物，忌食花生、瓜子、巧克力等含油脂較多的食品，不吃冷飲或冷凍食品。

4 要多喝水，幫助稀釋痰液，使痰易於咳出，並可增加尿量，促進有害物質的排泄。

5 兒童咳嗽需注意，不要給體質虛弱的孩子食用補品；咳嗽期間宜選擇易於消化的食物；如果有痰，宜多喝溫熱的飲料，最好是溫開水或溫的牛奶、米湯等。

✕ 忌食

帶魚｜螃蟹｜蝦

這些海鮮類產品是最主要的異性蛋白過敏源，可引起過敏性咳嗽。

美味健康食譜

Recipe 1

蘿蔔蔥白湯（適合風寒咳嗽）

材料 蘿蔔半個、蔥白2～3段。

調料 白糖適量。

做法

❶蘿蔔洗淨切塊；蔥白段洗淨。

❷鍋置火上，倒入適量清水燒開，加入蘿蔔塊，轉小火煮20分鐘，加入蔥白再煮15分鐘，放白糖調味即可。

Recipe 2

冰糖川貝蒸梨（適合風熱咳嗽）

材料 梨1顆、川貝5～6粒。

調料 冰糖2～3顆。

做法

❶梨洗淨，去蒂和皮，從蒂部下刀挖去梨核；川貝敲成碎末。

❷在挖梨核留出的孔洞內放入冰糖和川貝末，放入碗裡，上鍋蒸30分鐘左右即可。

膽囊炎 CHOLECYSTITIS

膽囊炎與飲食密切相關，飲食不當可誘發並加重膽囊炎的發病，不利於疾病的恢復，所以患有膽囊炎的人一定要調整好飲食。良好的飲食習慣和合理的飲食搭配，不僅能夠預防膽囊炎，甚至對膽囊炎的治療也有重要的輔助作用。

慢性膽囊炎

應給予適量高蛋白質、高碳水化合物且富含維他命的飲食，特別要注意補充維他命A、維他命C。不宜多食含有脂肪、膽固醇成分過多的食物。飲食以清淡少渣易消化為宜，忌食辣椒、洋蔥等刺激性強和含粗纖維的食物；忌食產氣和帶氣味的果菜豆類。飲食要規律，一日三餐定時定量。

飲食原則

1 食物應以清淡、細軟、易消化為宜，少吃或最好不吃油炸食品、肉湯及辛辣、酒等刺激性食物。限制脂肪攝入量，烹調最好用植物油。

2 忌食動物內臟、蛋黃、鹹鴨蛋、蟹黃等含高膽固醇的食物。多吃富含維他命A和胡蘿蔔素的食品，如紅蘿蔔、番茄等黃紅色水果蔬菜。選擇纖維素含量高的食物。增加食品中的蛋白質和碳水化合物的比例。

3 少量多餐，定量定時，不宜過飽。

宜食

紅蘿蔔｜番茄｜菠菜

含有豐富的β胡蘿蔔素，有助於膽管上皮生長和保持完整性，幫助病變的膽道修復。

瘦豬肉｜魚肉｜蛋類｜豆製品

富含蛋白質，能提高抵抗力，利於膽囊炎病人的康復。

忌食

辣椒｜洋蔥｜酒

這些食物為辛辣食物，刺激膽囊，加重病情。

感冒 INFLUENZA

在歐美國家，人們一旦患上感冒，不是先尋求醫生或藥物，而是先用食療的方法來調理。的確，食物中的某些營養素不但能調節我們身體細胞的免疫狀態，而且對感冒病毒也有一定抑制作用。另外，生活水平高的城市居民感冒發病率卻高於山區農村，說明感冒在一定程度上與飲食結構有很大關係。

風寒感冒

發熱，畏寒，甚至寒顫，無汗，鼻塞，流清涕，咳嗽，痰稀色白，頭痛，周身痠痛，食慾減退，舌苔薄白等。宜吃溫熱性或平性的食物，諸如花椒、肉桂、白米粥、金桔、檸檬、洋蔥、南瓜、杏子、桃子、櫻桃、山楂等；要選擇清淡、易於消化的食物，不宜進食補品，應少量多餐。

風熱感冒

發燒重，但畏寒不明顯，鼻子堵塞，流濁涕，咳嗽聲重，或有黃痰黏稠，頭痛，口渴喜飲，咽紅、乾、痛癢，大便乾，小便黃，檢查可見扁桃體紅腫，咽部充血，舌苔薄黃或黃厚，舌質紅。宜食用寒涼性食物，如綠豆、蘋果、柑、橙子、

宜食

番茄｜奇異果｜草莓｜橙子

富含維他命C，可增強人體的免疫力，防治感冒。

菠菜｜紅蘿蔔｜南瓜

富含β胡蘿蔔素，進入人體內會轉變成維他命A，能提高呼吸道黏膜的抵抗力，對抗感冒病毒。

奇異果、草莓、無花果、菠菜、金針菜、萵苣、豆腐、麵筋、冬瓜、地瓜、綠豆芽、柿子、香蕉、西瓜、苦瓜、甘蔗、番茄等；忌食辛辣性熱食品，如生薑、肉桂、鵝肉等。要多飲水，飲食宜清淡。

飲食原則

1 飲食宜清淡。以新鮮蔬菜為主，適當吃豆製品，葷菜量應減少，可食少量瘦豬肉或禽、蛋類食品。忌吃一切滋補、油膩、酸澀食物。

2 宜少鹽少糖，不宜吃鹹魚、鹹肉等重鹽食物和糖果等甜食。不宜長期多食富含飽和脂肪酸的食物，如肉類、人造奶油等。

3 宜選擇容易消化的流質飲食，如菜湯、稀粥、蛋湯、蛋羹、牛奶等。要多喝水、清淡的菜湯以及新鮮的果汁，忌飲酒、咖啡、濃茶等刺激腦神經、對感冒恢復不利的興奮性飲料。

4 多食含維他命C、維他命E及紅色的食物。飲食宜少量多餐，不要一次吃得過飽。

5 兒童飲食搭配要注意營養全面，即粗細搭配，葷素搭配。忌多吃雞蛋，因為雞蛋內的蛋白質在寶寶體內分解後會產生一定的額外熱量，加劇發熱症狀，延長發熱時間；忌喝豆漿，豆漿會影響藥物的分解、吸收，降低藥物的療效。

✕ 忌食

辣椒｜羊肉

感冒發燒期間不宜吃這些食物，因為這些食物性熱，會使身體內的熱量增加，如同「火上澆油」，會燒得更厲害。

美味健康食譜

Recipe 1

紅蘿蔔荸薺粥（適合風熱感冒）

材料 紅蘿蔔50克、荸薺50克、白米50克。

做法

❶紅蘿蔔洗淨，去皮，切片；荸薺去皮，洗淨，拍裂；白米淘洗乾淨。

❷鍋置火上，加水，大火燒開，下入白米、紅蘿蔔片和荸薺一同煲粥，轉小火慢燉20～30分鐘，至米粒熟爛即可。

Recipe 2

香菜黃豆湯（適合風寒感冒）

材料 香菜30克、乾黃豆10克。

調料 鹽適量。

做法

❶黃豆洗淨，用清水浸泡6～8小時；香菜擇洗乾淨。

❷鍋置火上，放入黃豆，加適量水，大火燒開後轉小火煎煮15分鐘，加入香菜再煮15分鐘，撒鹽，飲湯吃豆即可。

膽結石 GALLSTONES

凡蛋白質、脂肪或糖類其中任何一類吃得多者，其膽囊結石或膽固醇結石的發病率就比較高，不吃早餐、餐後吃零食等不良的飲食習慣也是膽結石的重要誘因，由此可以看出飲食與膽結石密切相關，飲食調控是預防膽結石發生的最理想辦法。

膽結石引起胰腺炎

急性期應完全禁食，隨症狀緩解，可進食無脂蛋白流質食物，如果汁、稀藕粉、米湯、菜汁、稀湯麵等，以後可逐漸改為低脂半流質食物。忌食油膩性食物如肥肉、花生、核桃、芝麻、油酥點心等；忌食刺激性、辛辣性食物，並絕對禁酒。通過吃蔬菜和水果來補充足量的維他命。宜葷素搭配，飲食合理。避免暴飲暴食，應少量多餐。

飲食原則

1 應避免高膽固醇食物，特別是魚卵、蟹黃及內臟類。多攝取纖維食物，如蔬菜、水果、燕麥、紅豆等。應選擇富含維他命A和維他命C的蔬菜、水果、魚類及海產類食物。禁止使用豬油、牛油等動物性油及棕櫚油等飽和度較高的油類。

2 要吃早餐，餐後不可吃零食。少吃生冷、油膩、高蛋白、刺激性食物。

3 烹調方式一般以煮、蒸、烤、涼拌等為主，最好避免煎、炸方式。不可暴飲暴食、飲食過飽。

忌食 蛋黃｜魚子｜巧克力

膽固醇含量高，如果代謝不完全，將成為結石的原料，加重病情。

宜食 荸薺｜山楂｜冬瓜

有清熱、化積、利膽的功效，有利於膽結石患者。

胃痛 STOMACHACHE

導致胃痛的原因很多，其中飲食習慣是造成胃病發生的主要原因。比如飲食不節制，經常喝冷飲或吃冰涼的食物等。預防和改善胃痛應從糾正自己的飲食習慣開始。輕微的胃痛通過飲食調節，可使痛感減輕或消失；而常反覆波動、遷延難愈的胃痛，如能注意合理膳食，可發揮緩解疼痛、遏制病情進一步發展的作用。

寒性胃痛

因天氣變冷、食冷品而引發疼痛，疼痛時伴有胃部寒涼感，得溫症狀減輕。飲食要規律，定時定量，避免暴飲暴食，減輕胃腸負擔。如熱量攝入不足，可用乾稀搭配的加餐辦法補充。忌食過硬、過酸、過辣、過鹹、過熱、過冷及過分粗糙等各種刺激性食物。可選用溫和食譜，食物要細、碎、軟、爛。烹調方法多採用蒸、煮、燉、燴與煨等。注意酸鹼平衡，胃酸過多時，可多用牛奶、豆漿或帶鹼的饅頭等以中和胃酸。

熱性胃痛

經常口乾、咽乾，不喜熱品，大量飲食冷品後有舒適感，胃熱疼痛時，多伴有胃內糙雜感。胃熱首先要選擇具有清胃火和瀉腸熱等功能的食物，如豆腐、綠豆、

宜食

蘋果｜紅棗｜花椰菜

富含維他命C，對胃有保護作用，能有效發揮胃的功能，增強胃的抗病能力。

苦瓜、白菜、芹菜、香蕉、梨等。忌食具有補陽助熱作用的食物和辛辣食物，如核桃仁、羊肉、雞肉、河蝦、海蝦、龍眼肉、荔枝、鱔魚、草魚、紅糖、紅棗、辣椒、韭菜、生薑等。

飲食原則

1 飲食宜清淡。以新鮮蔬菜為主，適當吃豆製品，減少葷菜量，可食少量瘦豬肉或禽、蛋類食品。

2 長期胃痛的人應定時定量進食，保持少食多餐的良好飲食習慣。

3 進食時細嚼慢嚥，使食物在口腔中充分咀嚼，與唾液充分混合後慢慢咽下。少吃或不吃零食，減輕胃的負擔。

4 營養搭配要均衡，尤其要攝取充足的維生素。

5 禁食煎、炸、熏、烤、烘焙加工的食物。不吃辛辣、生冷和刺激性的食物。不吃加工食品，如香腸、速食麵等。

6 烹調宜用蒸、煮、熬、燴，少吃堅硬、粗糙的食物，食物的溫度應以「不燙不涼」為宜。

✕ 忌食

辣椒｜冷飲｜酒

這些辛辣刺激性食物，會刺激胃黏膜，引起和加重胃痛病情。

鹹菜｜鹹魚｜醋｜酸菜

這些食物味道過鹹或過酸，會刺激胃黏膜，加重胃痛。

油條｜炸雞翅｜油炸花生米

少吃這些油炸食物，它們在胃中不容易消化，不利於緩解胃痛。

美味健康食譜

Recipe 1

紅棗糯米粥（適合寒性胃痛）

材料 糯米80克、紅棗10顆、紅糖適量。

做法

❶糯米淘洗乾淨，用清水浸泡3～4小時；紅棗洗淨。

❷鍋中放水燒開，將泡好的糯米濾去水，倒入開水中，放入紅棗。

❸燒滾後轉小火，加蓋留小縫，熬30分鐘，用勺子攪動，再熬10分鐘左右盛出，加適量紅糖攪勻即可。

Recipe 2

白菜燉豆腐（適合熱性胃痛）

材料 大白菜250克、豆腐100克。

調料 薑片、醬油、鹽、植物油各適量。

做法

❶將大白菜洗淨切成小段；豆腐切成塊狀。

❷鍋燒熱後加油，放入薑片爆出香味，放入大白菜略炒，加入醬油拌炒一下。

❸加入豆腐，加些清水蓋過大白菜，用鹽調味，再燉煮數分鐘即可。

脂肪肝

FATTY LIVER

攝入過高的熱量可使人體重增加、脂肪合成增多，從而加速肝臟細胞脂肪變性，由此可知脂肪肝的發生與不良飲食習慣有密切關係。飲食治療是大多數脂肪肝病人治療的基本方法，也是預防和控制脂肪肝病情進展的重要措施。正確飲食對控制病情發展，防止併發症及促進康復均十分有益。

脂肪肝伴有囊腫

絕對禁酒；忌用動物油，植物油的總量每天也不應超過20克；不吃動物內臟、雞皮、肥肉及魚子、蟹黃；忌食煎炸食品；不吃巧克力；蔥、蒜、薑、辣椒等「四辣」可吃，但不宜多；晚飯應少吃，臨睡前切忌加餐。營養搭配要全面，不可偏食。飲食宜清淡、細軟，減少刺激性、高脂肪食物的攝入量，避免高蛋白，注意適當少飲水。

飲食原則

1 適量食用高蛋白質食物，每日攝入蛋白質一百克左右，肉類、蛋、奶、豆製品均可。飲食宜低糖、低脂、低膽固醇，禁食蔗糖、果糖、葡萄糖和含糖較多的糕點、飲料、動物內臟、動物油等。通過新鮮蔬菜和水果攝取充足的維他命。供給足量的礦物質和膳食纖維。飲水充分、合理，不可用飲料、牛奶、咖啡代替。

2 飲食不宜過分精細，主食應粗細雜糧搭配，多食用蔬菜、水果和菌藻類以確保攝入足夠數量的膳食纖維。維持一日三餐的規律飲食習慣。避免過量攝食、夜食、餐後零食、進食過快。

宜食 燕麥｜洋蔥｜海帶｜木耳

具有降脂功效，能幫助「吃掉」脂肪肝。

忌食 豬大腸｜烤鴨｜炸雞腿

脂肪含量高，不易消耗，容易在體內積聚，加重病情。

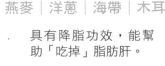

消化道潰瘍

PEPTIC ULCER

消化道潰瘍的發生、發展及其癒合，與飲食密切相關，所以預防和治療潰瘍，首先要注意合理飲食。病人因為沒有注意飲食調理，使病情加重者屢見不鮮。通過飲食調養，可以減輕潰瘍症狀，促進潰瘍癒合，防止復發。

消化道潰瘍併發出血

嚴重出血時要禁食；少量出血階段可給予冷米湯、冷牛奶等溫涼的流質食物，以中和胃酸；出血停止後選用一些加糖牛奶、雞蛋、藕粉、菜汁、豆漿等飲食，量可以增加至二百五十毫升左右。病情穩定後，適當加用稀飯、麵條、碎肉、菜泥、豬肝等，同時增加一些纖維素少、維他命豐富的水果和蔬菜。平時應格外注意飲食有節，吃東西不過飽，做到定時、定量，應忌食生冷、煎炸、過硬和太熱的東西，避免食用辣椒等有刺激性的食物。

宜食

牛奶｜豆漿｜米湯｜果汁

營養價值高，細軟易於消化，有利於潰瘍面癒合。

高麗菜｜萵苣｜奇異果｜草莓

富含維他命C，是促進潰瘍面癒合的必需營養素。

山藥｜冬瓜｜茄子

消化道潰瘍患者宜吃這些少渣的蔬菜，可減少對潰瘍面的刺激。

忌食

芹菜｜韭菜｜竹筍

富含高纖維，會增加對潰瘍面的損傷，加重潰瘍。

濃肉湯｜咖啡｜濃茶｜巧克力

會刺激消化液大量分泌，影響潰瘍面癒合。

辣椒｜大蒜｜芥末

這些食物辛辣，對消化道具有較強的刺激性，會加重消化道潰瘍。

飲食原則

1 宜選擇營養價值高，細軟易消化的食物，如牛奶、雞蛋、豆漿、魚、瘦豬肉等。

2 選擇富含維他命B群、維他命A和維他命C的食品。

3 要少吃生冷或性寒的食物，如梨、西瓜、黃瓜、鰻魚和田螺等。

4 忌食辛辣和產氣、產酸的食物，如辣椒、大蒜、地瓜、南瓜等。

5 烹調宜用蒸、煮、熬、燴等方式，少吃堅硬、粗糙的食物。

6 應定時定量進食，保持少量多餐的良好飲食習慣，不可暴飲暴食。

7 進食時細嚼慢嚥，對食物充分咀嚼，保護胃黏膜。

8 食物應以「不燙不涼」的溫度為宜。

美味健康食譜

Recipe

雞蛋羹

材料 雞蛋1顆。　**調料** 蔥花、鹽、香油各適量。

做法

❶雞蛋洗淨，磕入碗內，打散，放入鹽和適量清水攪拌均勻。

❷送入燒開的蒸鍋，中火蒸6分鐘，撒上蔥花，淋上香油即可。

調料 一顆雞蛋可加入與該雞蛋重量相同的1～3份水，加1份水蒸出的雞蛋羹硬一些，加3份水蒸出的雞蛋羹軟一些。

便秘

CONSTIPATION

大便是由食物殘渣和水分組成的，因此，大便數量和次數多寡與飲食有密切相關。飲食不合理、挑食、蛋白質吃得太多，如瘦豬肉、雞蛋、牛奶、巧克力等，而糖分、澱粉類、蔬菜吃得不夠，常常引起無力性便秘，所以飲食對無力性便秘有至關重要的作用，應用飲食療法也可以達到治療便秘的目的。

餵母乳寶寶便秘

母乳餵養的寶寶便秘可能是母乳不足或母乳中蛋白質過高所致。當母乳不足時，嬰兒處於半飢餓狀態，大便減少，每2~3天一次。此時寶寶體重增加很慢，吃奶後沒有滿足感，媽媽應及時添加配方奶粉，以補充母乳的不足。如果乳汁中蛋白質含量增高，嬰兒大便會較乾硬，不易排出，這時媽媽應及時調整飲食，多吃蔬菜、水果和粗糧。

宜食

芹菜｜韭菜｜糙米｜燕麥

含纖維較多，能促進胃腸蠕動，加速排便。

芝麻｜核桃仁｜杏仁

含油脂較多，有潤腸作用，幫助排便，防治便秘。

豆類｜綠葉蔬菜｜牛奶

富含維他命B群，可促進腸道肌肉張力的恢復，對通便很有幫助。

飲食原則

1 多飲水，每天要有充分的飲水量。

2 多吃含渣滓較多的食物，特別是含纖維素多的新鮮蔬菜，如芹菜、韭菜等。

3 不宜進食太多蛋白質，要多吃含澱粉的食品，如米飯、麵條、玉米、馬鈴薯、芋頭等。

4 適量進食一些含油脂多的食品，如芝麻、核桃仁、杏仁等。

5 要補充一定量的維他命B群或含維他命B群多的食物。

6 忌食辛辣、溫熱、刺激性的食物，如辣椒、咖啡、酒、濃茶等。

7 吃肉和海鮮時不宜喝茶，易引起便秘。

8 牛奶餵養的寶寶應適當增加果汁或果泥。

9 少給寶寶吃肥甘厚味的食物，鼓勵多吃些蔬菜和水果。

10 少給寶寶吃市售精細軟的兒童食品，注意添加有益排便的輔食。

✕ 忌食

柿子｜石榴｜蓮子

收斂固澀，食用後會使腸蠕動減弱，大便難以排出。

檸檬｜話梅｜山楂

寶寶便秘時不宜吃這些食物，因為這些食物不利於排便。

辣椒｜芥末｜酒

吃這些食物會上火，從而消耗體液，使大便乾硬，加重便秘。

美味健康食譜

Recipe 1

芹菜炒香乾（適合成人便秘）

材料 芹菜250克、香豆腐乾100克。

調料 蔥、薑、料酒、鹽各適量。

做法

❶芹菜去葉、削根、去老莖，洗淨，切成寸段。香豆腐乾片薄片，切絲。

❷鍋內放油，蔥段、薑片入鍋煸香。

❸下芹菜、豆腐乾煸炒，加入料酒、鹽和鮮湯，翻炒幾下即可。

Recipe 2

地瓜粥（適合小兒便秘）

材料 新鮮地瓜（以紅皮黃心的為好）150克、白米50克。

做法

❶地瓜洗淨，去皮，切小塊；白米淘洗乾淨。

❷鍋置火上，放入地瓜塊、白米和適量清水燒沸，轉小火煮至地瓜塊和米粒熟爛的稀粥即可。

消化不良

INDIGESTION

暴飲暴食或者經常過量進食高脂肪、高熱量食物是引起消化不良的首要因素，因此飲食調養對於消化不良的人至關重要。偶然的消化不良可以通過調整飲食習慣、選擇合適的食物等方式消除；持續性的消化不良也可以通過飲食調養得到控制，緩解痛苦。

消化不良引起腹脹

應在飲食中減少蔗糖量及牛奶等脹氣食品；避免酒、茶、咖啡、碳酸飲料等刺激性飲品；少食高纖維食物。宜選擇新鮮、易於消化的食物。應少量多餐，減少每餐份量，並在兩餐之間加些點心，避免過飽或空腹，尤其不能忽略早餐。進食應細嚼慢嚥，防止吞氣太多；少用吸管喝飲料。

飲食原則

1 飲食應以溫、軟、淡、素、鮮為宜，少吃油炸、醃製、辛辣、刺激性食物。

2 應定時定量進食，保持少量多餐的良好飲食習慣，不可暴飲暴食。進食時細嚼慢嚥，對食物充分咀嚼，保護胃黏膜。食物應以「不燙不涼」的溫度為度。

3 飲水擇時，最佳的飲水時間是晨起空腹時及每次進餐前1小時，不可餐後立即飲水或用湯泡飯。烹調宜用蒸、煮、熬、燴，少吃堅硬、粗糙的食物。忌食加工食品、垃圾食物、碳酸飲料及所有乳製品。

✔ 宜食

芹菜｜白菜｜燕麥

含有大量纖維素，可促進胃腸道蠕動，幫助消化。

鮮山楂｜山楂片｜山楂糕

山楂可以開胃消食，特別是對消化肉食積滯作用突出，是很多助消化藥的常用配方。

✘ 忌食

年糕｜粽子｜湯圓

口感黏滯，在胃中不容易消化，會加重消化不良的不適症狀。

腹瀉 DIARRHEA

攝入過多難以消化的食物或生冷食物，食物搭配不當，誤食不潔食物都能造成腹瀉。腹瀉與飲食有密切的關係，尤其是急性腹瀉，有直接的關係，因此合理的飲食調理對病體的康復至關重要。

成人腹瀉

應該選擇易消化、質軟少渣、無刺激性的食物，可進食雞蛋麵、爛米粥、皮蛋粥、雞湯白米粥、魚丸麵等。若有對牛奶不能耐受者，應暫時禁用牛奶及其製品。為改善病人營養狀況，應吃一些高蛋白高熱量飲食，還應供給富含維他命、無機鹽和微量元素的食物。應適當控制脂肪，膳食中不用多油食品及油炸食品，烹調方法以蒸、煮、燴、燜、水滑等為主。適宜的食物有瘦豬肉、魚類、蝦、豆腐。

寶寶腹瀉

母乳餵養的寶寶，可以照常哺乳；喝配方奶的寶寶，可改用脫脂奶粉。對於6個月以上的寶寶，可進食一些易消化的食物，如小米粥。增加輔食不宜太快，品種不宜過多，飲食定時定量；注意飲食衛生，不吃不潔和腐敗食物；發生腹瀉時多飲溫鹽水，不宜喝糖分較多的糖水、果汁、飲料，以免加重脫水。

宜食

蔬菜｜水果｜瘦豬肉

富含維他命B群、維他命C和鐵，能補充因腹瀉所流失的營養。

白米粥｜藕粉｜果汁

清淡易消化，除為腹瀉患者增加能量外，還能補充因腹瀉而流失的營養。

葡萄｜石榴｜蘋果

有收斂作用，止瀉效果佳。

飲食原則

1 發病初期宜補充清淡流質飲食，如蛋白水、果汁、米湯、薄麵湯等，以鹹為主；禁牛奶、蔗糖等易產氣的流質飲食。

2 症狀緩解後改為低脂流質飲食，或低脂少渣、細軟易消化的半流質飲食，如白米粥、藕粉、爛麵條、麵片等。適當限制富含粗纖維的蔬菜水果等。

3 注意維他命B群和維他命C的補充，如鮮橘汁、果汁、番茄汁、菜湯等。

4 禁酒，忌肥肉、堅硬及生冷瓜果、油脂多的點心及冷飲等。禁食刺激性食物如辣椒、烈酒、芥末、辣椒粉。

5 應給予高蛋白高熱量飲食，每天供給蛋白質一百克左右。

6 少量多餐，以利於消化。

7 寶寶腹瀉時不要吃生冷、油膩、乾硬、粗纖維等不容易消化的食物，特別要忌食既脹氣又不易消化的食物。寶寶腹瀉時應以軟、爛、溫、淡為飲食的主要原則。

8 腹瀉嚴重的寶寶應及時補充水分，葡萄糖水或淡鹽水都可以，以預防脫水。

忌食

韭菜｜芹菜｜糙米

含較多粗纖維，會刺激腸蠕動，加劇腹瀉病情。

辣椒｜大蒜｜冷飲

帶有辛辣性，會刺激腸壁，加劇腹瀉。

豆漿｜牛奶｜雞蛋

會使腸內脹氣，加重腹瀉。

高血壓

HYPERTENSION

膳食與血壓密切相關，合理膳食有利於血壓調節。病情較輕的高血壓患者若堅持限鹽等飲食方法，一部分人可以將血壓降至正常範圍，不用服用降壓藥，而中、重度高血壓患者合理膳食，不但對降低血壓有益，而且能預防或延緩併發症的發生。

預防心絞痛

飲食上要限制富含動物脂肪和膽固醇的食物，肥胖者應使體重逐漸減輕。同時每天最好少量多餐，避免暴飲暴食，不能吃得過飽，以避免橫膈膜上升壓迫心臟而誘發心絞痛。

高血壓合併冠心病

適量進食富含蛋白質的食物，每日食物中蛋白質的含量以每公斤體重不超過1克為宜，應選用牛奶、優酪乳、魚類和豆製品；每週吃1～2次海魚；每天膽固醇的攝入量應少於三百毫克，一顆雞蛋中的膽固醇含量大約為三百毫克，每天應吃半顆雞蛋或每兩天吃一顆雞蛋，不能一天吃數顆，心、腦、肝、腎等富含膽固醇的食物也要少吃或不吃；飲食清淡，少吃或不吃肥肉、奶油、豬油等含動物脂肪的食物。

宜食

香蕉｜馬鈴薯｜木耳

富含鉀，可促進體內升高血壓物質鈉的排泄。

奇異果｜鮮棗｜草莓

富含維他命C，維他命C有利於血管擴張，可以降低血壓。

飲食原則

1 降低攝鹽量。高血壓患者每日攝鹽量應控制在5克以下。

2 避免進食高熱量、高脂肪、高膽固醇的「三高」食品。

3 食用油宜選擇植物油。少食甜食，將體重控制在標準體重的範圍內。

4 提倡高鈣飲食。高血壓患者每天補充一千毫克的鈣，堅持8週，就可使血壓明顯降低。

5 適當增加膳食中維他命C、鉀、鎂的攝入。常吃富含膳食纖維及維他命的新鮮水果與蔬菜

6 忌飲濃茶、濃咖啡，少吃辛辣調味品，控制飲酒。

7 適當限制飲食中動物蛋白的供應量，每天每公斤體重蛋白質的供應量應在1克以內，植物蛋白應占50%，可適量食用雞肉、鴨肉、魚肉、牛奶等富含優質蛋白質的食物，有助於降低血壓。

8 主食中宜多吃雜糧、粗糧，少吃精製麵粉和精製米。

9 高血壓患者要注意補充充足的水分，尤其是在出汗多的情況下。喝水時應維持少量多次的原則。

10 飲食應少量多餐，而且吃飯速度不宜過快，並以七八分飽為宜。

✕ 忌食

鹹鴨蛋｜鹹菜｜鹹魚

這些食物中鈉含量過高，會使血壓不降反升。

美味健康食譜

Recipe 1

醋溜馬鈴薯絲

材料 馬鈴薯1個。

調料 蔥、鹽、醋、雞精、花椒、植物油各適量。

做法

❶馬鈴薯去皮，洗淨，切絲；蔥洗淨，切絲。

❷鍋置火上，倒入植物油，待油溫燒至五成熱，下花椒粒炸出香味，盛出，下蔥絲煸香。

❸放入馬鈴薯絲翻炒，待馬鈴薯絲稍變軟後，用鹽、醋和雞精調味即可。

Recipe 2

素燒雙耳

材料 水發黑木耳100克、乾銀耳10克。

調料 蔥花、蒜末、枸杞、鹽、雞精、植物油各適量。

做法

❶黑木耳擇洗乾淨，撕成小朵；乾銀耳用清水泡發，擇洗乾淨，撕成小朵。

❷炒鍋置火上燒熱，倒入植物油，炒香蔥花、蒜末，放入黑木耳、銀耳、枸杞翻炒5分鐘，加鹽和雞精調味即可。

痔瘡

HEMORRHOID

平時經常吃辛辣刺激食物和喝酒的人，容易生痔瘡並加重痔瘡症情。因此飲食調理和糾正不良的飲食習慣是預防及治療痔瘡的重要措施。

痔瘡出血

注意補充鐵質，宜進食含鐵豐富的食物，如菠菜、黑木耳等。應當忌食或少食含有刺激性的辛辣、燥熱食品，如白酒、黃酒等酒類、辣椒、胡椒、生薑、肉桂、大茴香、蒜、蔥等。忌食肥甘厚味、炙烤食物與難消化、堅硬的食物，及味濃及香料多的食物；也忌食壯陽火的水果，如芒果、榴蓮、荔枝、龍眼等。飲食不要過多過飽，適當多喝水。

飲食原則

1. 宜常取食易於消化、質地較軟的食物。宜食用富含纖維素的食物，如新鮮蔬菜、水果、銀耳、海帶等。宜攝取具有潤腸作用的食物，如梨、香蕉、菠菜、蜂蜜、芝麻油及其他植物油、動物油。宜選用質地偏涼的食物，如黃瓜、苦瓜、冬瓜、西瓜、藕、筍、芹菜、菠菜等。
2. 禁食辛辣刺激、油膩、煎炸熏烤及熱性食品，如酒、羊肉、生蒜、生蔥、辣椒等。
3. 多喝開水，每日飲水量應在一千到一千五百毫升。

宜食

蘋果｜竹筍｜萵苣

含有較多的營養素和膳食纖維，有利排便，防治痔瘡。

忌食

辣椒｜生蔥｜生蒜｜酒

會刺激直腸部位的血管，使其充血和擴張，造成排便時的刺痛和墜脹感，從而加劇或誘發痔瘡。

糖尿病

DIABETES MELLITUS

飲食治療是糖尿病的基本治療措施之一，所有糖尿病患者均應採用合理的飲食治療，持續控制飲食，這有助於病人恢復和維持正常的血糖、血脂水平和達到理想體重，減少肥胖以及各種併發症的發生、發展。

糖尿病合併冠心病

飲食治療的關鍵是控制總熱量及合理配備糖、脂肪、蛋白質的比例。食物的蛋白質供給量應控制在總熱量的10％～15％，脂肪占20％～25％較好，至於膽固醇含量應與正常要求相同，通常為每人每天三百毫克。宜採用高碳水化合物飲食，一般占總熱量的60％～65％。應以植物蛋白質為主。宜用不飽和脂肪酸替代飽和脂肪酸，即烹調宜選用植物油。飲水要充足，每天二千毫升。原則是清淡、易消化、低碳水化合物、低脂、低鹽、高蛋白質、高維他命、高纖維素的食物；宜定時、定量、少量多餐；忌甜食、飽食、酒及刺激性食物。

糖尿病引發腎病

控制總熱量，原則上基準體重以30千卡／千克為一般日常消耗量；脂肪攝入量為總熱量的25％以內，約30～40克；食鹽應限制在3克／日。應節制含鉀飲料和水

宜食

蒟蒻｜芹菜｜燕麥

熱量低且能增加飽腹感，能減慢餐後血糖上升的速度。

糙米｜海帶｜洋蔥｜大白菜

富含膳食纖維，可降低葡萄糖的吸收速度，維持血糖平衡，有利於糖尿病患者的病情改善。

瘦豬肉｜糙米｜香蕉｜堅果

富含維他命B6，能緩解由於糖尿病引起的腎臟病變，還能預防糖尿病引起的視網膜病變，改善糖耐量。

果的攝入，蛋白質應控制在每天每公斤體重0.6～0.8克，且以易消化的魚類、瘦豬肉為佳。攝入充足維他命、微量元素，特別是維他命B群、維他命C和鋅、鈣、鐵等。限制高嘌呤的食物，如各種肉湯、豬頭肉、沙丁魚及動物內臟等。

飲食原則

1 控制總熱量是糖尿病飲食治療的首要原則，攝入的熱量能夠維持正常體重或略低於理想體重為宜。

2 供給適量的碳水化合物，糖類應占總熱量的50%～60%，每日進食量可在二百五十到三百克，肥胖人群應在一百五十到二百克。供給充足的食物纖維，每天攝入20～35克為宜。應適當食用優質蛋白，蛋白質應占總熱量的10%～15%。穀類含有植物蛋白，如果一天吃穀類三百克，就可攝入20～30克的蛋白質，約占全日蛋白質的1/3～1/2。

3 應限制含飽和脂肪酸的脂肪如牛油、羊油、豬油、奶油等動物性脂肪，可用含多不飽和脂肪酸的植物油，如豆油、花生油、芝麻油、菜籽油等。供給充足的維他命和無機鹽，同時要注意多吃一些含鋅和鈣的食物。

4 應適當控制膽固醇高的食物，如動物肝、腎、腦等臟腑類食物，雞蛋含豐富膽固醇，應每日吃一顆或隔日吃一顆為宜。應合理安排每日三餐，採用由碳水化合物、纖維素、適量蛋白質和低脂肪組成的平衡膳食，控制油炸食品，粉條薯類食品及水果。多飲水，限制飲酒。

忌食

糖｜甜飲料｜糖製糕點

含糖量很高，使血糖迅速升高，惡化病情。

豬油｜奶油｜肥肉

富含膽固醇，使血清膽固醇更高，誘發動脈硬化及心血管疾病等併發症。

馬鈴薯｜白薯｜芋頭

這些食物含澱粉較多，經消化後會變為葡萄糖，升高糖尿病患者的血糖水平。

血脂異常症

DYSLIPIDEMIA

血脂異常症的發病率和飲食習慣關係密切，患有血脂異常症的人儘早改善飲食結構，是治療的首要步驟，也是調脂藥物治療必不可少的前提。雖然有部分血脂異常症是家族遺傳，但如能注意飲食，也可發揮較好的預防作用。

血脂異常症合併高血壓

提倡清淡飲食，每日6克鹽左右，並嚴格控制含高脂肪和高膽固醇的食物，如動物肥肉、內臟、蛋黃、奶油、魚子等，尤其應少食富含飽和脂肪酸的動物油和油炸食品，應多食植物油。每天應進食五百克蔬菜和水果，其中蔬菜四百克，水果一百克。適當攝入碳水化合物，一般情況下，以每人每天攝入二百五十到三百五十克碳水化合物為宜。適當補充維他命和蛋白質，以每個人每天每公斤體重1～1.5克蛋白質為宜。同時注意補充鈣質，每日應攝取八百毫克。

血脂異常症引發腦梗塞

多吃富含纖維的食物，如各種蔬菜、水果、糙米、全穀類及豆類。選用植物性油脂，多採用水煮、清蒸、涼拌、燒、烤、滷、燉等方式烹調；禁食肥

宜食

香菇｜黑木耳｜玉米

含有豐富的鈣、鎂、硒等物質以及卵磷脂、亞麻油酸、維他命E，有降低血清膽固醇的作用。

燕麥｜海帶｜芹菜

含多種微量元素和膳食纖維，降低血液膽固醇，從而達到降低血脂的效果。

紅蘿蔔｜甜椒｜菠菜｜南瓜

富含的胡蘿蔔素能改善人體的血脂水平，可預防動脈硬化、冠心病、腦卒中等血脂異常症併發症。

油菜｜白菜｜奇異果｜草莓

富含的維他命C可有效降低膽固醇水平，對血脂水平有較好的改善作用。

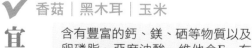

肉、內臟、魚卵、奶油等高膽固醇食物；可多選擇脂肪含量較少的魚肉、去皮雞肉等；全蛋每週可吃1～2顆。奶類及其製品、五穀根莖類、肉魚豆蛋類、蔬菜類、水果類及油脂類等六大類食物，宜多樣攝取，才能充分的獲得各種營養素。

飲食原則

1 減少動物性脂肪如豬油、肥豬肉、奶油、肥羊、肥牛、肥鴨、肥鵝等的攝入。烹調時，應採用植物油，如豆油、玉米油、葵花籽油、茶油、芝麻油等，每日烹調用油10～15毫升。

2 限制膽固醇的攝入量，每日不超過三百毫克，忌食含高膽固醇的食物，如動物內臟、蛋黃、魚子、魷魚等食物。供給充足的蛋白質，植物蛋白質的攝入量要在50%以上。

3 多補充水份，每天最好喝一千八百毫升的水。多吃富含維他命、無機鹽和纖維素的食物，同時注意補充鋅、鐵礦物質。

4 適當減少碳水化合物的攝入量。不要吃過多的糖和甜食，應多吃粗糧，如小米、燕麥、豆類等。平時飲食宜清淡，減少鹽的攝入；飲食宜適量，切忌暴飲暴食。絕對禁止酒和濃茶。提倡高纖維飲食，燕麥是首選食物，每日服用60～70克，還有粗雜糧、乾豆類、海帶、新鮮的蔬菜、水果等。

✕忌食

奶油｜奶油｜肥肉

富含飽和脂肪酸，會增加血液黏稠度，升高血脂。

動物內臟｜蛋黃

膽固醇含量較高，易造成血脂異常。

貧血 ANEMIAS

血液是在骨髓中生成的，也就是說，骨髓是人體的造血器官。影響血液生成的兩大因素主要是造血功能和造血原料，造血原料主要來自於飲食，因此調理好日常的飲食營養對防治貧血十分重要。

缺鐵性貧血

一般缺鐵性貧血的症狀有疲乏、煩躁、心悸、氣短、頭暈、頭疼，要注意多食含鐵豐富的食物如豬肝、瘦豬肉、蛋黃、綠葉蔬菜、馬鈴薯等。不宜喝牛奶、濃茶和咖啡。平時應常吃一些富含維他命C的綠色蔬菜和各種瓜果，比如茄子、番茄、馬鈴薯、草莓、橘子、柿子、蘋果、葡萄、桃子、梨子等。進食足量的高蛋白食物，如肉類、魚類、禽蛋等。糾正不良的飲食習慣，如偏食、素食主義等。

宜食

豬肝｜瘦豬肉｜蛋黃｜海帶｜木耳

含大量鐵質，能夠提高血色素，預防缺鐵性貧血。

肉類｜魚類｜蛋類

富含優質蛋白質，能滿足合成血紅蛋白及產生紅細胞的需要。

忌食

啤酒｜可樂｜咖啡｜茶｜巧克力

會妨礙人體對鐵的吸收，引發和加重缺鐵性貧血。

鳳梨｜草莓｜油菜

富含維他命C，能夠促進鐵質吸收，防治貧血。

飲食原則

1 每天吃一些含鐵豐富的食物，如動物肝、血、心、腎、瘦豬肉、魚及蛋類。多吃些富含維他命C的水果及新鮮蔬菜。

2 應多食果糖、水果、果汁和各種酸性飲食，以促進鐵的吸收。供給高蛋白飲食，如瘦豬肉、蛋類、魚類、雞肉、豆製品及動物腎臟等，以每日80克為宜。

3 飲食要高營養、易消化，合理烹調，適量食用，不可過於油膩、過於辛辣。主食要粗糧細糧合理搭配。多食富含維他命B9、維他命B6和維他命B12的食物。忌飲茶，因為茶葉中含有能與鐵結合的鞣酸，會影響鐵的吸收。

4 糾正寶寶偏食、挑食的壞毛病。常給寶寶吃些富含鐵且容易消化吸收的食物，如動物肝臟、瘦豬肉、魚肉、雞蛋黃等。

5 在給寶寶糾正貧血的過程中，切不可為了給寶寶增加營養而過多地讓其飲用牛奶，因為牛奶含磷較高，會影響鐵在體內的吸收，加重貧血症狀。

美味健康食譜

Recipe

豬肝瘦豬肉粥

材料 白米50克、小白菜30克、豬肝30克、瘦豬肉絲15克。

調料 鹽少許。

做法

1. 白米淘淨放入鍋中，小火慢熬成粥，盛出備用。
2. 小白菜洗淨切碎備用；豬肝洗淨切絲狀，泡在乾淨的水中備用。
3. 鍋中加水，燒開後先入瘦豬肉煮至熟，再放入小白菜及豬肝煮至熟透，放入粥攪拌均勻，最後以鹽調味即可。

冠心病

CORONARY ARTERY DISEASE

冠心病的發生率在近年來呈現上升的趨勢，是當今人類的頭號殺手之一。冠狀動脈的粥樣硬化與體內脂質代謝失常有關，飲食是影響脂質的重要因素。因此，合理調整飲食是預防和治療冠心病的重要措施之一。

冠心病併發心律不整

飲食宜選高熱量、高維他命而易消化的食物，避免食用過硬難消化及刺激性的食物。睡前不宜喝刺激性飲料。控制熱量及膽固醇的攝入，每日攝入膽固醇量應在三百毫克以下，亦應避免食用過多的動物性脂肪及膽固醇較高的食物，最好代之以植物油及黃豆和豆製品；控制脂肪攝入量，儘量用植物油作為烹調用油，且不宜過多；控制鹽的攝入。

飲食原則

1 控制總熱量，維持正常體重。糖在總熱量中的比例應控制在55%~60%。宜多吃些粗糧，以增加複雜的糖類、纖維素及維他命的含量。限制脂肪，以植物脂肪為主，儘量少吃富含飽和脂肪酸或膽固醇過多的肥肉、動物油、高脂奶品及蛋黃、動物內臟等食品。應適當吃些瘦豬肉、家禽、魚類。

2 每日食物中蛋白質的含量以每公斤體重不超過1.0~1.2克為宜，應選用牛奶、優酪乳、魚類和豆製品。飲食宜清淡、低鹽，食鹽的攝入量每天控制在5克以下，少飲或不飲酒。供給充足的維他命和礦物質。膳食纖維每日攝入20~25克為宜。

宜食　小米｜燕麥｜豆類

含有鎂元素，能夠降低血液中膽固醇的含量，預防動脈硬化，防治冠心病。

忌食　肥肉｜田螺｜魷魚

膽固醇含量高，容易沉積在血管壁上，誘發和惡化冠心病。

骨質疏鬆症

OSTEOPOROSIS

近年來，骨質疏鬆症的發病率明顯上升，其中一個重要因素就是飲食不科學。鈣鹽及蛋白質是骨骼的主要成分，食物中如果缺乏蛋白質、鈣等可引起骨質疏鬆症，因此，飲食調養是骨質疏鬆病人康復的重要內容。

骨質疏鬆症引起腰痛

應選擇含鈣、蛋白質高的食品，如排骨、蛋、豆類及豆製品、蝦皮、奶製品、海藻類等。減少動物蛋白、鹽、糖的攝入量，同時咖啡因與酗酒會造成鈣流失，應儘量避免。飲食上多吃牛奶、米糠、麩皮、紅蘿蔔等富含維他命C、維他命D和維他命B群的食物，增加素食在飲食中的比例，避免骨質疏鬆而引起腰痛。

飲食原則

1. 供給充足的蛋白質，每日每公斤體重蛋白質攝入量1～1.2克為宜。膳食中應給予充足的鈣，正常成年人每日應達八百毫克，老年人應給予一千毫克。增加維他命及微量元素的攝入，多食含維他命C豐富的食物，如新鮮蔬菜和水果。
2. 飲食宜清淡，避免給以辛辣、過鹹、過甜等刺激性食品，並忌酒和咖啡。不能偏食，要保持飲食均衡。

宜食

海帶｜蝦皮｜牛奶｜豆漿

富含鈣，能夠強健骨骼，預防和延緩骨質疏鬆症發生。

紫菜｜綠葉蔬菜｜蝦米｜乾蘑菇

吃富含鈣質的食物時，宜同時吃這些富含鎂的食物，能促進鈣的吸收。

忌食

菠菜｜萵筍｜莧菜｜苦瓜

含草酸較多，會影響鈣的吸收，遷延骨質疏鬆症患者的病情。

骨折

BONE FRACTURE

飲食調養是骨折患者家庭調養中非常重要的一個環節，沒有營養的調配，會延緩病人康復，而做好飲食調配，則可以減輕痛苦，促進癒合。

骨折的不同階段

1 早期（1～2週）：以清淡為主，如蔬菜、蛋類、豆製品、水果、魚湯、瘦豬肉等，忌食酸辣、燥熱、油膩的食物。

2 中期（2～4週）：由清淡轉為適當的高營養補充，可在初期的食譜上加以骨頭湯、田七煲雞、動物肝臟之類，以補給更多的維他命A、維他命D、鈣及蛋白質。

3 後期（5週以上）：宜補，飲食上可以解除禁忌。

4 康復全過程中都必須積極補鈣，並同時補充維他命D及鋅、鐵、錳等微量元素。

飲食原則

1 選用含鈣和纖維素較多的食物，如奶類和蔬菜。少食含草酸多的食物，如老菠菜、莧菜等。多吃蔬菜和水果，多補充蛋白質。攝取足量的維他命C，如葡萄等水果。

2 忌食帶刺激性、興奮性食物，忌食辛辣食物。要適當補充鋅、鐵、錳等微量元素。

宜食

山楂｜油菜｜韭菜｜桃

有活血化瘀、消腫止痛的功效，能幫助骨折病人快速康復。

牡蠣｜豬肝｜瘦豬肉｜口蘑

富含鋅和鐵，能夠促進骨傷的癒合。

忌食

奶｜糖｜巧克力｜蜜餞

含糖量高，會消耗身體內的鈣質，不利於骨折病人的康復。

痛經 DYSMENORRHEA

有痛經症狀的女性，飲食上如果能避開容易引發或加重痛經的食物，並選擇緩解痛經的食物，可有效改善痛經症狀，讓痛經遠離自己，每個月的那幾天都能輕鬆又自在。

血瘀引起痛經

飲食應多樣化，不要偏食，經常吃些紅蘿蔔、香菜、薺菜、生薑、橘子等具有理氣活血功效的蔬菜和水果。經期避免食用生冷及不易消化和帶有刺激性的食物。另外，如果月經量不多，可適量喝些葡萄酒，能通經活絡、擴張血管；也可以適當吃些酸菜、杏等帶有酸味的食物，能緩解疼痛。

飲食原則

1. 應避免一切生冷及不易消化和刺激性的食物，如辣椒、生蔥、生蒜、胡椒、烈酒等。宜以清淡易消化為主，避免過甜或過鹹的垃圾食物。適量補充鈣、鉀、鎂等礦物質。忌咖啡、茶、可樂、巧克力等富含咖啡因的食物。
2. 飲食應多樣化，不可偏食，應經常食用具有理氣活血作用的蔬菜水果，如薺菜、香菜、紅蘿蔔、橘子等。宜常吃補氣、補血、補肝腎的食物，如雞、鴨、魚、雞蛋、牛奶、動物肝腎、豆類等。

宜食

山楂｜酸菜｜檸檬｜醋

經期適量吃這些口味較酸的食物有緩解疼痛的作用。

蜂蜜｜香蕉｜芹菜｜地瓜

可預防便秘，因為經期便秘可誘發痛經、增加疼痛感。

忌食

梨子｜西瓜｜黃瓜｜綠豆

性寒涼，會使經血運行不暢，加劇經痛。

更年期症候群

MENOPAUSAL SYNDROME

更年期是指人從中年向老年過渡的轉折階段，怎麼順利地度過更年期，飲食也是關鍵，注意選擇低脂或降脂、高維他命和鹼性食物，以延緩衰老，增進健康。通過科學合理的飲食，不僅能預防更年期的各種疾病，還能幫助女性更快更順利度過更年期。

更年期月經紊亂

注意合理搭配飲食，不偏食，維持每天喝二百五十克左右的牛奶或羊奶，同時要確保每天三百五十克左右的主食攝取量，以供給身體充足的能量。應多吃蔬菜、水果、牛奶、雞蛋等食品，少吃油炸、燒烤和熏製食品。注意補充蛋白質、鐵、維他命A、維他命C、維他命B12與維他命B9，多吃動物肝臟、瘦豬肉、雞鴨血及新鮮蔬菜。應補充鈣，可多吃些魚、蝦皮、芝麻、豆製品等含鈣豐富的食品。忌酒、咖啡、濃茶等刺激性飲料。

宜食

小米｜黃豆｜瘦豬肉

含豐富維他命B群，有維持神經系統的正常功能，減輕疲倦、失眠症狀。

紅棗｜紅豆｜糯米｜桂圓

能益氣、健脾、補血，改善更年期諸多不適症狀。

牛奶｜蝦皮｜黃豆｜海帶

含鈣量豐富，可減少絕經期婦女體內鈣的流失，防治骨質疏鬆症。

更年期潮熱出汗

宜食清涼、養陰生津類蔬菜水果，如西瓜、梨、蘆柑、蘋果、柿子、絲瓜、百合、番茄、藕、銀耳、蓮子、甲魚等，忌食辛辣刺激的食物，忌喝酒、咖啡和濃茶。

飲食原則

1 要控制飲食，每餐不能過飽，可多吃些粗糧，不要吃煎炸油膩食物及白糖、點心、含糖零食。

2 在飲食上應選用優質蛋白質，如牛奶、雞蛋、瘦豬肉、魚類、家禽類及豆製品。少吃含脂肪的食物，多吃一些豆類和豆製品，以及含鈣較高的食物，如牛奶、乳製品、小魚、蝦、蟹和蛋類。

3 宜清淡飲食，每日食鹽量在6克以下，忌酒、濃茶和各種辛辣調味品等刺激性食物。

4 多吃含纖維素高的香蕉、梨、芹菜、韭菜、白菜等水果和蔬菜，及富含維他命B群的五穀雜糧和綠葉蔬菜。

忌食　可可｜咖啡｜辣椒｜酒

這些食物性熱，有刺激性，易引起和加重更年期潮熱症狀。

美味健康食譜

Recipe 1

小米山藥粥

材料 小米100克、山藥50克、枸杞少許。

做法

❶山藥削皮，洗淨，切丁；枸杞洗淨。

❷小米、山藥一同下鍋煮粥，待粥七成熟時放入泡好的枸杞，煮至粥稠、米爛、山藥熟時關火即可。

Recipe 2

黃豆拌黃瓜丁

材料 乾黃豆10克、黃瓜200克。

調料 鹽、雞精、香油各適量。

做法

❶乾黃豆用冷水浸泡8～12小時，洗淨，煮熟；黃瓜洗淨，去蒂，切丁。

❷取盤，放入熟黃豆粒和黃瓜丁，加鹽、雞精和香油拌勻即可。

乳腺增生

CYCLOMASTOPATHY

乳腺增生的發生除了與雌激素等內分泌調節系統有關外，日常飲食不當也是很重要的因素。防治乳腺增生應養成良好的飲食習慣，保持營養搭配均衡，同時要多攝入對乳腺有保護作用的食物，並採用健康的烹飪方法，以增進乳腺健康。

乳腺增生引起乳房脹痛

採用低脂高纖的飲食，食用穀類、蔬菜及豆類的纖維。節制富含高脂肪類的食物，膳食清淡，少吃食鹽和辛辣刺激的飲食，多吃新鮮蔬菜和水果。飲食中應攝取富含鈣、鎂、維他命C及維他命B群的食物。遠離汽水、巧克力、冰淇淋、茶以及其他含咖啡因的食物，同時也要少吃人造奶油。

飲食原則

1 應吃低脂肪並富含維他命的食物，保持營養搭配均衡。多進食富含纖維素的蔬菜，如韭菜、芹菜等。避免油炸食品、動物脂肪、甜食及過多進補。

2 充分補充維他命B群、維他命C及鈣、鎂等礦物質。減少攝取咖啡、可可、巧克力，以及油膩辛辣刺激性的食物。

3 多吃鹼性食品，如蘿蔔、洋蔥、豆腐、菠菜、海帶等。常吃些海帶、紫菜等能軟堅散結的食物。

宜食 白菜｜蘆筍｜奇異果

富含纖維素，能減少脂肪吸收，降低激素水平，有利於乳腺增生患者康復。

忌食 咖啡｜可樂｜巧克力

富含咖啡因，有刺激性，加重乳腺增生患者的乳房腫脹感。

咽喉炎

PHARYNGOLARYNGITIS

咽喉炎極易反覆，症狀常發生在疲勞、受涼、菸酒過度、進食刺激性食物、氣候突變及吸入寒冷空氣後，日常飲食調理有防治慢性咽炎和減少其復發的作用。因此，在平時注意飲食清淡才是預防的關鍵。

咽喉炎引起咽喉腫痛

飲食以清淡為主，忌辛辣、冷飲等刺激性食物；飲食不宜過鹹、過甜、過乾、過燥、過飽；少食油炸、醃製食物；多吃一些新鮮的水果、蔬菜，尤其要多吃一些富含維他命的水果，如西瓜、奇異果、無花果等。減少單糖類的攝入；多喝白開水。

飲食原則

1 吃富含膠原蛋白和彈性蛋白的食物，如豬蹄、豬皮、蹄筋、魚類、豆類、海產等。充分攝入富含維他命A和胡蘿蔔素的食物，如動物內臟、蛋類、深色的蔬菜和水果。

2 飲食宜清淡，遠離煎炸、辛辣刺激性食物和刺激性飲品，如油條、麻團、炸糕、辣椒、大蒜、胡椒粉、咖啡等，同時適量補水。宜攝入一些清爽去火、柔嫩多汁的食品，如橘子、鳳梨、甘蔗、橄欖、鴨梨、蘋果等。

宜食

牛奶｜豆類｜苦瓜

富含維他命B群，能夠促進咽喉炎症部位的修復，並促進炎症的消退。

梨子｜雞蛋清｜蜂蜜｜百合

具有潤喉的功效，能減輕咽喉腫痛、乾癢等不適症狀。

忌食

油條｜麻團｜炸糕

會刺激咽喉，導致咽喉乾痛，引發咽喉炎症。

口腔潰瘍

APHTHOUS ULCER

口腔潰瘍是一種常見的疾病，常反覆發作，與多吃辛辣油炸食品有關係。中醫認為，辛辣、油炸、醃製食品等發物是誘發和造成口腔潰瘍反覆發作的重要因素，因此禁忌食用敏感食物是避免發病的重要環節。通過飲食的調節和合理選擇，可以使口腔潰瘍「不治而癒」。

反覆發作

飲食以清淡為主，不食刺激性食物，忌辛辣食物，少吃冷飲；飲食不宜過鹹、過甜、過乾、過燥、過飽；少食油炸、醃製食物；多吃一些新鮮富含維他命的水果、蔬菜。飲食要軟、易消化，病情較重者可給予半流質飲食；多喝白開水。

飲食原則

1 飲食宜以清淡易消化為主，如各種稀粥、蛋湯、菜湯、肉鬆、藕粉、豆腐、綠豆湯等。應做到主食粗細、葷素搭配，多進食糙米、瘦豬肉、奶類、硬果類食物。

2 應適當補充含維他命B群的食物，特別像是動物的肝臟、心臟、腎臟、蛋類、黃豆、花生等含維他命B2豐富的食品。要多吃新鮮水果和蔬菜，多喝水，至少每天要喝一千毫升。

3 忌辛辣、油煎、炙烤等刺激食物，如辣醬、大蒜、芥末、烤羊肉、炸糖糕、油餅、油條等。

宜食

花椰菜｜番茄｜青椒｜奇異果

富含維他命C，可保護黏膜組織，增強身體免疫力，防止潰瘍復發。

綠豆芽｜黃豆芽｜豌豆苗

這些由豆類發芽的食物富含維他命B2，具有促進潰瘍面癒合的作用。

忌食

辣椒｜芥末｜大蒜｜生蔥

這些食物辛辣、香燥，生熱化火，灼傷口腔黏膜，加重口腔潰瘍。

失眠

INSOMNIA

飲食習慣與睡眠的質量息息相關，所以要解決失眠問題，也應由此入手。不少人靠服用安眠藥來治療失眠，雖有一定效果，但往往帶來很多副作用。中醫認為，飲食調養對於失眠來說是最好的治療方法，優於安眠藥，且無副作用。

失眠憂鬱症患者

建議以高蛋白、高纖維、高熱量飲食為主，並注意服食潤腸食物，以保持大便通暢。補充足量水分，維持臟腑的正常需要，潤滑腸道，促進體內有害物質排泄。忌食過量辛、辣、醃、熏類等有刺激性食物。要常吃一些富含更多抗氧化物質的新鮮瓜果蔬菜。多吃富含豐富蛋白質的奶製品、豆類食品、牛肉、雞肉以及海魚等，也可以防止失眠抑鬱症。

長期失眠導致脾氣暴躁

睡前避免服用可樂、咖啡、巧克力、酒、茶，規律飲食，不要暴飲暴食，按時吃飯。飲食宜清淡，少食辛辣、煎炒、油

宜食

小米｜牛奶｜桂圓

富含色胺酸，能增強睏倦感，改善睡眠質量。

花生｜核桃｜雞蛋

含有維他命B群，能夠穩定情緒，減少夜覺醒來的次數。

牛奶｜蝦皮｜紫菜｜綠葉蔬菜

牛奶、蝦皮富含的鈣和紫菜、綠葉蔬菜富含的鎂是天然的放鬆劑和鎮靜劑，有助於緩解失眠，促進良好睡眠。

忌食

豆類｜白菜｜香蕉

在消化過程中會產生較多的氣體，從而產生腹脹感，妨礙正常睡眠。

辣椒｜大蒜｜洋蔥

會造成胃中有灼燒感和消化不良，進而影響睡眠。

濃茶｜咖啡｜酒

這些飲品為興奮性飲品，會刺激神經，加重失眠。

炸、烈酒等不消化和刺激性食物，多食水果、蔬菜和纖維性食物。應減少鹽分及糖分的攝取，少吃零食，多吃些含有鈣質的牛奶及海產品。

飲食原則

1 以清淡而易消化的食物為主，如各種穀類、豆類、奶類、蛋類、魚類等。

2 平時可適當多吃一些具有補心安神作用的食品，如百合、蓮子、桂圓、紅棗、小麥、核桃等。宜多進食富含豐富蛋白質的奶製品、豆類食品、牛肉、雞肉以及海魚等。

3 應注意食用含有較多鈣元素的食品，如排骨湯、蛋、海藻類。

4 多補充富含銅元素的食物，如魷魚、蟹、蝦、黃鱔、黑木耳、蘑菇、蠶豆、玉米、豆製品以及動物肝、腎等。

5 忌食胡椒、辣椒等辛辣刺激性食品。睡前忌飲濃茶、咖啡，少吃油膩、油炸食物。

6 晚飯不宜過飽，尤須注意睡前不宜大量進食，也不宜大量飲水。

美味健康食譜

Recipe

桂圓花生紅棗湯

材料 花生100克、桂圓肉25克、紅棗10顆。

調料 冰糖適量。

做法

❶花生洗淨，放入清水中浸泡3～4小時；紅棗洗淨。

❷鍋置火上，放入花生、桂圓肉和沒過鍋中食材的清水，大火燒開後轉小火煮至花生熟軟，下入紅棗略煮，加冰糖煮至溶化即可。

濕疹

ECZEMA

濕疹是一種過敏性皮膚病，飲食不當是引起濕疹的主要因素之一，當進食異性蛋白食物，例如雞蛋、牛奶、魚蝦等，便可引起一種變態反應性皮膚病。因此，當出現了濕疹後，除了到醫院就診外，還應檢查飲食是否得當，儘可能找出致病因素，才能做到有針對性的治療。

小兒濕疹

1 餵養母乳的寶寶如果患上濕疹，哺乳媽媽不宜吃魚、蝦、辣椒、大蒜、芥末、韭菜、洋蔥等食物，以防止寶寶間接引起過敏反應。

2 能吃輔食的寶寶患濕疹時，膳食中要有豐富的維他命、水和礦物質，而脂肪和糖要適量，鹽的用量要少，同時忌給寶寶吃容易過敏的食物，如雞蛋、黃魚、牛羊肉、海鮮類。

宜食

薏仁｜黑豆｜黃瓜｜西瓜

性涼，有清熱利濕的功效，有利於控制濕疹病情。

香蕉｜花生｜核桃

含有維他命B6，可以止癢。

糙米｜蔬菜

常吃這兩樣食物，能改善過敏體質，防治濕疹。

飲食原則

1 飲食宜清淡，宜吃富含維他命B6的食物，如馬鈴薯、雞肉、牛肝、腎臟、香蕉等。

2 避免易致過敏和刺激性食物，如魚、蝦、辣椒、濃茶、咖啡、酒類。

3 多食維他命礦物質含量高的新鮮蔬菜水果汁。

4 大量喝水和一些營養湯羹汁飲。

5 宜進食清熱解毒的食品，如綠豆、百合、冬瓜、絲瓜、苦瓜、荸薺、蘆筍、鮮藕、紅白蘿蔔、茼蒿、梨、奇異果等。

6 患濕疹的寶寶不宜吃熱量高且易上火的食物。

7 忌給寶寶吃冰冷、油膩、辛辣刺激的食物。

✕ 忌食

雞肝｜牛肉｜香腸

含有相當高的組織胺，易導致濕疹發生。

冰淇淋｜炸雞翅｜辣椒

會刺激呼吸道、食道，引起腸胃功能失調，引發過敏反應。

魚｜蝦｜牡蠣

容易引起過敏，引發或加重濕疹。

美味健康食譜

Recipe 1

薏仁冬瓜湯（適合成人濕疹患者）

材料 薏仁50克、冬瓜100克。

調料 鹽、香油各適量。

做法

❶薏仁淘洗乾淨，用清水浸泡一夜；冬瓜去皮，除籽，洗淨，切小塊。

❷鍋置火上，放入薏仁和適量清水大火燒開，轉小火煮至薏仁熟軟，下入冬瓜塊煮熟，加鹽調味，淋上香油即可。

Recipe 2

綠豆百合湯（適合小兒濕疹患者）

材料 綠豆100克、鮮百合10克。

做法

❶將綠豆揀去雜質，洗淨；鮮百合掰開鱗瓣，棄去外面老瓣，洗淨。

❷鍋置大火上，加清水煮沸，加綠豆、百合再煮沸，撇去浮沫，改用小火，待綠豆開花，百合瓣破爛時起鍋即可。

青春痘
PIMPLE

飲食不當，過食肥甘厚味及辛辣刺激性食物，致使皮脂腺分泌異常，導致青春痘滋生。含油脂豐富的動物肥肉、魚油、芝麻、花生及各種糖和含糖高的糕點等食品最好少吃。若能維持良好的飲食習慣，就能夠有效預防青春痘的產生。

預防青春痘留疤

忌食辛辣和刺激性食物，如生蔥、大蒜、辣椒、咖啡、可可等；應儘量少吃或不吃豬油、奶油、肥肉等高脂肪類食物。多食用粗纖維食物，多吃蔬菜水果，多飲水，保持大小便通暢；多吃含鋅的食物，如玉米、扁豆、黃豆、蘿蔔、蘑菇、肝臟等，能控制皮脂腺分泌和減輕皮膚細胞脫落與角化，使痘痕、痘印逐漸平復。

飲食原則

1 宜吃富含維他命A和維他命B群的食物，如紅蘿蔔、韭菜，乳類、蛋類等。多食含鋅的食物，如玉米、扁豆、黃豆、蘿蔔、蘑菇、堅果、肝臟、扇貝等。少吃含脂肪多的食物及糖類。

2 飲食要清淡，少吃辛辣、油炸、高熱量的食物。多吃一些地瓜、竹筍、芹菜等膳食纖維比較豐富的食物。避免食用過多含有色素及人工香料的食物。

宜食

動物肝臟｜紅蘿蔔｜南瓜｜菠菜

富含維他命A、胡蘿蔔素，能防止毛囊角化，消除青春痘。

鴨肉｜苦瓜｜綠豆｜梨

青春痘患者體內大多數有內熱，常吃這些祛熱、潤燥的食物，有助於消除青春痘。

忌食

巧克力｜奶油｜蛋糕｜炸薯條

這些食物含糖量高，會刺激皮脂腺，導致皮脂分泌過多，加重病情。

好食配

旬食·宜食·當食

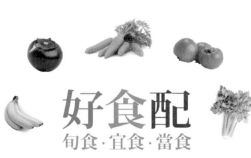

第四章

因時施膳的四季飲食指南

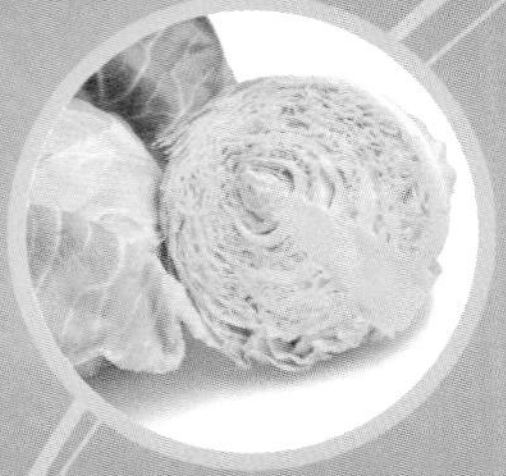

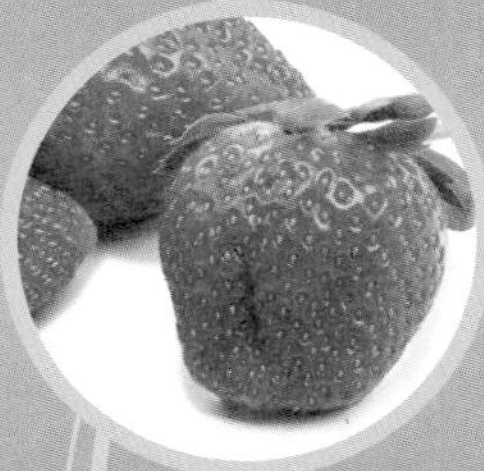

中醫講究「因時施膳」，意思是說我們的飲食要隨四季變化而變。比如春天是陽氣生發的季節，人容易肝火旺盛，就應該吃些味甘性平的食物，方能養肝護肝，如果吃太多酸味食物，則會使肝火更旺，出現易怒、加重乳腺增生等狀況。所以，飲食應順應季節的變化，按時令進食，才能達到飲食養生的目的。

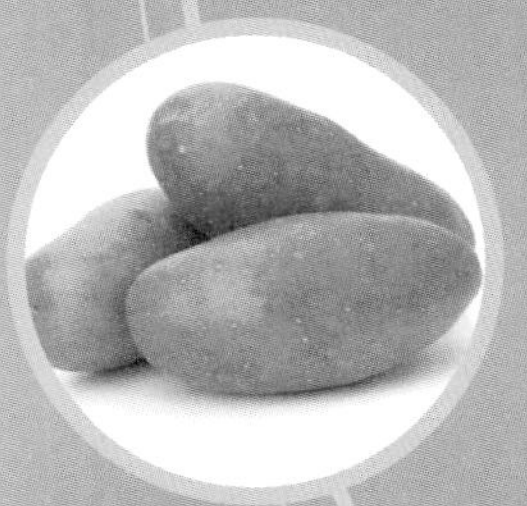

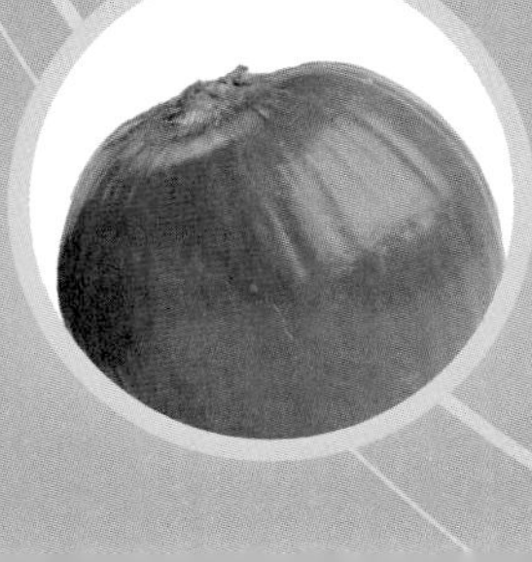

春季 SPRING

春天是萬物復甦的季節，中醫認為，肝臟與草木相似，草木在春季萌發、生長，肝臟在春季時功能也更活躍，因此，春季養生應以養肝護肝為先。

養肝護肝

1 春季人容易上火，造成小便赤黃、便秘、舌苔發黃。肝火上升，會導致肺陰更虛，使肺結核等病菌乘虛而入，因此，春季飲食以清淡為佳。

2 春季人的肝火通常較旺，這時應少吃味道酸的食物，不然會使肝火更旺，傷及脾胃。應該適當多吃些甜味食物，因為，酸性食物入肝，甜性食物入脾。

3 飲食中缺少維他命C是引起「春睏」的原因之一，所以春季應多食富含維他命C的食物和新鮮蔬菜。如紅蘿蔔、花椰菜、高麗菜、甜椒、芹菜、馬蘭、春筍等。

宜食

蔥｜薑｜蒜

具有殺菌功效，可預防春季最常見的呼吸道感染性疾病。

優酪乳｜蜂蜜｜紅棗

春季是過敏的好發季節，這些食物具有抗過敏功效，可預防春季最常見的過敏性鼻炎等過敏疾病。

忌食

蝦｜螃蟹

容易使人過敏，導致各種過敏症狀。

4 春季飲食應因地而異。初春，乍暖還寒的地區，氣溫仍低，宜溫補，可以吃些蔥、薑、蒜、韭菜等性溫熱的食物，可祛寒溫陽；陰雨連綿，濕氣較大的地區，濕氣困脾，宜吃些健脾祛濕的食物，如鯽魚、青魚、黃鱔、蓮子、豆漿等。

5 大量的動物實驗已經證明，食用含有黃麴黴菌或其毒素的食物，會引起動物的肝癌。所以要保存好家裡的食用糧食，防止發生黴變。堅決不吃發黴的稻米、麵粉、玉米、大豆、花生等。另外，含有人工色素與抗氧化劑等添加物的食物，經實驗證明具有潛在的致癌作用，而且食用過量會讓肝臟不堪重負，引起肝中毒或肝功能衰竭。

6 戒除嗜酒、酗酒等不良習慣，不喝烈性酒、劣質酒，以防酒精對肝細胞的破壞，造成肝臟的損傷及慢性肝中毒。

7 進食過飽常導致消化不良，也加重肝臟負擔。飲食八分飽最好，暴飲暴食對肝臟、胃腸功能都不利。

美味健康食譜

Recipe

蔥香肉片

材料 蔥150克、瘦豬肉100克。

調料 鹽、雞精、植物油各適量。

做法

❶蔥擇洗乾淨，切斜段；瘦豬肉洗淨，切片。

❷炒鍋置火上，倒入植物油燒熱，放入肉片煸炒至變色，下入蔥段炒熟且辛辣味不是很濃郁，加鹽和雞精調味即可。

夏季 SUMMER

中醫認為夏季與五臟的心相應，氣候炎熱，汗液外洩，易耗傷心氣，所以夏季要重視養心，即以「心」養生，用「心」來「安神定志」，著重的是「精神調理」。另外，夏季天氣潮濕多雨，與五臟之脾相應，而脾喜燥惡濕，因此此時最易傷脾，所以夏季養生應重視健脾。

養心健脾

1 養心可以增加牛奶、豆製品、雞肉、瘦豬肉等的攝取量，既能補充營養，又可達到強心的作用。

2 夏季出汗較多，體內水分流失較多，應多次、少量地補充水分，以溫開水、溫茶水、綠豆湯、酸梅湯、礦泉水、西瓜汁等最適宜，也可適量多吃一些消暑食物，如西瓜、苦瓜、黃瓜、綠豆、綠茶等，以減少體內的積熱。最好不要喝碳酸飲料和含糖飲料，也不可過食冷飲和飲料，因為不僅會傷脾胃，誘發胃痛、拉肚子，而且吃過冰的冷飲會中斷心臟的散熱，容易造成心肌受損。

宜食

紫菜｜香菇｜香蕉｜橙子

富含鉀，可補充隨汗液從體內大量流失的鉀。

綠豆｜蓮子｜荷葉

煮粥時加入這些食物，可以發揮清熱、消暑的功效。

大蒜｜醋｜芥末

烹調時加入這些食物調味，能殺菌、促進食慾、預防腸道傳染病。

草莓｜櫻桃｜甜椒｜番茄

富含維他命C，能提高耐熱能力。

忌食

肥肉｜烤鴨｜豬大腸｜油炸食物

太過肥膩，不但易使人上火，而且會讓人胃口不好。

3 不宜暴飲暴食、每餐過飽，尤其是晚餐，否則會增加罹患心臟病的風險，同食損傷脾胃。如果因天氣炎熱，導致胃口不好，可以適量吃些帶苦的食物，比如苦瓜、苦菜，以及啤酒、茶水、咖啡、可可等，因為苦味食物不但具有消炎退熱等藥理作用，還能增進食慾。

4 健脾的飲食宜溫、熟、軟，勿食或少食生冷食物，食物溫度以「熱不炙唇，冷不振齒」為宜，尤應忌食黏硬不易消化的食物。同時，吃飯時要有好心情，不要懷著一腔火、一肚子氣吃飯，這是最傷脾臟的，應細嚼慢嚥且心情平靜。

5 夏季宜吃些口味清淡、爽口、易消化的食物，少吃肉，因為肉不容易消化，在胃中停留的時間長，容易使人感到腹脹，不思飲食。另外，夏季人愛出汗，體內水分蒸發過多，消化液分泌大為減少，加上喜歡食用冷凍食品等因素，胃腸消化功能減弱，如果再吃些不易消化的肉食，勢必會加重胃腸負擔，影響消化。

美味健康食譜

Recipe

綠豆蓮子粥

材料 綠豆30克、蓮子10克、白米20克。

做法

1. 綠豆淘洗乾淨，用清水浸泡4～6小時；蓮子洗淨，用清水浸泡4～6小時；白米淘洗乾淨。
2. 鍋置火上，倒入適量清水燒開，下入白米、綠豆、蓮子煮至米、豆熟爛的稀粥即可。

秋季 AUTUMN

隨著秋季到來，氣溫逐漸降低，天氣轉涼，氣候比較乾燥，稱為「秋燥」。中醫認為，肺與秋季相應，秋季容易氣躁傷肺，進而引起呼吸道的各種問題，還會使皮膚感到乾燥難耐，所以需要潤燥、養陰、潤肺。

滋陰潤肺

1 秋季滋陰的飲食原則應以清淡質軟、易於消化為主，適當多攝入養陰清熱、潤燥止渴、清心安神的食物，比如百合、山藥、銀耳、甘蔗、荸薺、紅蘿蔔、平菇、豆漿、糯米等。要少吃過油、過甜、過辣、過鹹的東西，尤其是性燥熱，刺激性強的辛辣食品，如蔥、薑、蒜、辣椒等，因為具有發散作用，不適合養肺，所以秋季應少吃或不吃，同時少喝甜味飲料，以免生熱傷津，助火化燥。

2 多吃一些酸味的食品如廣柑、山楂等，酸性食物有收斂作用，能防燥潤肺和保養肺陰，可以預防呼吸道感染。因為肺主辛味，肝主酸味，以防肺氣太過，損傷了肝脾功能。

✓ 宜食

生藕｜白蘿蔔｜蓮子｜杏仁｜梨

秋天氣候乾燥，易傷肺，這些食物能滋陰潤肺，發揮保養肺部的作用。

紅棗｜銀耳｜百合｜山藥

這四種食物煮湯食用，滋陰潤燥、益肺的效果好。

蛋黃｜豬肝｜南瓜

富含維他命A或胡蘿蔔素，有潤肺、保護呼吸器官、預防哮喘發作的功效。

✗ 忌食

酒｜蒜｜蔥｜薑｜韭菜｜辣椒

食性燥熱、味道辛辣，容易加重「秋燥」症狀。

3 注意補充維他命，體內缺乏維他命C和維他命B1是引起「秋乏」的重要原因；缺乏維他命A和維他命B2可導致口乾舌燥、皮膚乾裂，所以進食富含維他命的蔬菜水果，對於秋季養生保健十分有益。

4 積極補充水分，最佳選擇為淡茶水與水，也可喝些蜂蜜水、果汁和蔬菜汁，以保持肺臟與呼吸道的正常濕潤度，發揮潤肺的功效。另外，中醫認為，白色食物入肺，具有養肺、潤肺的功效，如白蘿蔔、花椰菜、銀耳、杏仁、山藥、白芝麻、百合等。

5 應當適量多進食性滋潤味甘淡的食品，如芝麻、豆漿、蜂蜜等，這些食物可以滋陰潤燥，濡潤肺臟、補養肺陰，還能潤腸，防止秋燥帶來肺及腸胃津液不足，而造成的乾咳、咽乾口燥、腸燥便秘等身體的不適症狀，或肌膚失去光澤、毛髮枯燥等。

美味健康食譜

Recipe

山藥紅棗糖水

材料 山藥150克、紅棗6顆、乾銀耳2朵、鮮百合1個、冰糖適量。

做法

1. 乾銀耳用清水泡發，擇洗乾淨，撕成小朵；山藥去皮，洗淨，切塊；紅棗洗淨；鮮百合削去老根和蔫黃的花瓣，洗淨，分瓣。
2. 鍋置火上，放入銀耳和適量清水煮至稍微溶化，倒入山藥煮熟，下入紅棗和百合略煮，加冰糖煮至化開即可。

冬季 WINTER

冬季草木凋零，獸藏蟲伏，是自然界萬物閉藏的季節。中醫認為，寒為冬季主氣，與腎水相應，寒邪傷腎，因此冬季養生最重要的就是養腎防寒。

養慎防寒

1 冬季飲食宜溫熱鬆軟，忌食黏硬、生冷的食物，否則會令臟腑血流不暢，損傷脾胃，不利健康。宜多吃溫性、熱性的食物，特別是具有溫補腎陽功效的，如玉米、韭菜、香菜、大蒜、蘿蔔、羊肉、荔枝、桂圓，能對身體進行適當調理。

2 少食鹹味食物，多食苦味食物，因為腎主鹹，這樣會使偏亢的腎水更加旺盛，從而減弱心臟的力量，所以應少鹹多苦，補益心臟，保護腎臟。

3 中醫認為，黑色食物入腎，能增強腎臟之氣，如烏骨雞、甲魚、黑米、黑豆、黑芝麻、各種食用菌及桂圓乾、紫葡萄等黑色水果。

宜食

豆芽｜動物肝臟｜牛奶｜雞蛋

富含維他命B2，能預防冬季多發的口角炎、口腔潰瘍等維他命B2缺乏症。

奇異果｜橙子｜番茄

冬季是感冒高發季節，這些食物富含維他命C，能改善體質，增強人體免疫力，預防感冒。

動物血｜蛋黃｜海帶｜牡蠣

富含鐵或碘，能夠在冬季幫助人體抵抗寒冷。

忌食

冷飲｜螃蟹｜鴨肉｜生蘿蔔｜生黃瓜

這些食物性寒涼，損傷人體陽氣，進食後增加體內寒氣，易引起手腳冰涼、腹痛等不適。

4 多喝水，每天喝水二千毫升，有利於把體內有害物質快速排出，可以降低尿液中某些鹽類及化學物質的濃度，減少這些物質在腎臟殘留所造成的損害。

5 應以增加熱量為主，可適當多攝入富含碳水化合物和脂肪的食物。還應補充含優質蛋白質的食物，以增加人體的耐寒和抗病能力。另外，補充含蛋氨酸的食物，如芝麻、葵花籽、酵母、乳製品、葉類蔬菜等，同時多進食含無機鹽的食物，如紅蘿蔔、百合、山芋、藕及青菜、大白菜等，能提高身體禦寒能力。

6 冬季進補，要依不同地域調整。天氣寒冷地區，宜進補溫熱之品，如牛、羊等；氣溫相對溫和的地區，則應以平補為主，可適當增加雞、鴨、魚類；而地處高原山區，雨量較少且氣候偏燥的地帶，就應該吃甘潤生津的果蔬、冰糖為宜。

美味健康食譜

Recipe

韭菜炒羊肉

材料 韭菜250克、瘦羊肉100克。

調料 鹽、雞精、料酒、植物油各適量。

做法

1. 韭菜擇洗乾淨，切段；瘦羊肉洗淨，切絲，加料酒拌勻，醃漬10分鐘。
2. 炒鍋置火上，倒入植物油燒熱，放入羊肉絲煸熟，下入韭菜段炒熟，加鹽和雞精調味即可。

好食配

旬食·宜食·當食

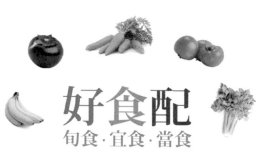

攝取營養素的搭配指南

維他命C＋鐵

維他命C和鐵搭配攝取，可使鐵的吸收率提高5～10倍。

■富含維他命C的食物

維他命C廣泛存在於水果和新鮮蔬菜中。水果中以鮮棗、奇異果等含量高；蔬菜中以甜椒含量最多。

■富含鐵的食物

動物內臟（心、肝、腎）、瘦豬肉、雞肉、蛋黃、蝦、海帶、紫菜、蛤蜊肉、芝麻、紅棗、黑木耳、紅糖、黃豆、菠菜等。

維他命B2＋維他命C

維他命C能促進維他命B2的吸收。

■富含維他命B2的食物

酵母、蛋類、牛奶和動物肝臟是維他命B2的最佳食物來源。此外，小白菜、菠菜、青椒、糙米、燕麥、小米、玉米、綠豆芽、黃豆芽、鮮冬菇、花生、芝麻、泥鰍、魚子、豬肉及發酵製品中也含有較豐富的維他命B2。

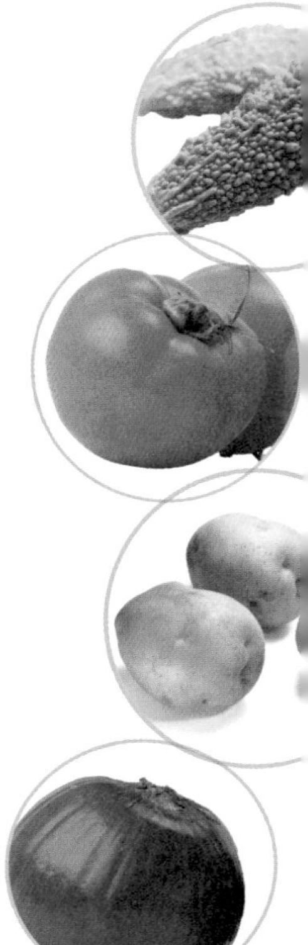

維他命B9＋維他命C

維他命C對維他命B9的吸收可發揮重要作用。

■富含維他命B9的食物

紅蘿蔔、南瓜、絲瓜、苦瓜、花椰菜、油菜、茼蒿、空心菜、蘆筍、菠菜、小白菜、大白菜、高麗菜、萵苣、紅豆、綠豆、黃豆、蠶豆、葵花籽、核桃、栗子、腰果、杏、蛋黃等。除此以外，雞肝、豬肝、牛肝等動物肝臟的維他命B9含量也較高。

維他命E＋硒

硒可以促進維他命E的吸收，增強維他命E的抗氧化作用。

■富含維他命E的食物

維他命E的主要來源為植物油，如大豆油、玉米油、花生油、芝麻油等。花生仁、核桃仁、葵花籽、南瓜籽、榛子、松子等維他命E的含量也很豐富。動物性食物以蛋黃中維他命E的含量最高。

■富含硒的食物

穀類、肉、魚及奶類食物中的硒含量較為豐富。

維他命A＋鋅

鋅在維他命A的代謝中可以促進人體對鋅的吸收。

■富含鋅的食物

豬肉、豬肝、牛肉、禽肉、魚、蝦、海帶、牡蠣、蟶子、扇貝、香菇、口蘑、銀耳、黃花菜、花生、核桃、栗子、豆類、全穀類等食物中都含有鋅。

■富含維他命A的食物

豬肝、豬心、雞肝、雞胗等動物肝臟，魷魚、鱔魚等海產品。此外還有魚肝油、蛋類、牛奶等。

鋅＋蛋白質

能幫助身體更好地吸收鋅元素，而且有助於提高免疫力。

■富含蛋白質的食物

牛奶、畜肉（牛、羊、豬肉）、禽肉（雞、鴨、鵝、鵪鶉）、蛋（雞蛋、鴨蛋、鵪鶉蛋）、水產（魚、蝦、蟹）、豆類（黃豆、青豆和黑豆）等。此外像芝麻、瓜子、核桃、杏仁、松子等乾果類的蛋白質的含量均較高。

維他命D＋鈣

維他命D能促進鈣的吸收。

■富含維他命D的食物

魚肝油是最豐富的來源。其他含有維他命D的食物主要包括豬肝、雞肝、蛋黃、鮭魚、魷魚、小魚乾、全脂牛奶、奶油、乳製品等。

■富含鈣的食物

蝦皮、魚、海帶、紫菜；鮮奶、優酪乳、奶酪等奶製品；豆製品；蔬菜中的小白菜、黃花菜、紅蘿蔔、小油菜等。另外，雞蛋中鈣的含量也較高。

維他命B12＋鈣

維他命B12是水溶性維他命，很難被身體直接吸收，吸收時需要與鈣結合。

■富含維他命B12的食物

動物肝臟、牛肉、豬肉、蛋、牛奶、奶酪等。

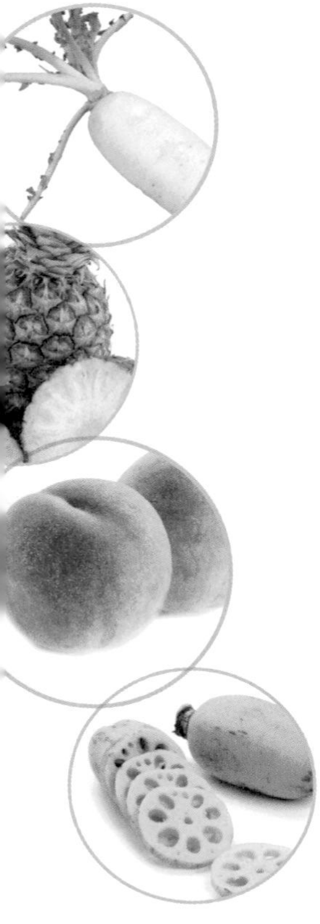

鈣＋磷

當鈣與磷攝入量的比例為2：1時，有利於對鈣的吸收利用，對防治佝僂病和骨質疏鬆可發揮一定的作用。

■富含磷的食物

磷在食物中存在很廣泛。磷的豐富來源有可可粉、南瓜籽、黃豆粉、葵花籽。良好來源有肉、魚、蛋、牛奶、奶酪、乾果。一般來源有穀物、大多數的蔬菜。微量來源有食用油、飲料、糖和新鮮水果。

維他命Ｂ1＋維他命Ｂ6

能讓攝取到的維他命Ｂ1充分發揮其應有的作用。

■富含維他命Ｂ1的食物

糙米、胚芽米；鮮冬菇、馬鈴薯、白菜、茄子，特別是芹菜葉；大豆、豌豆；雞蛋、鵪鶉蛋；花生、芝麻、葵花籽。此外，酵母、瘦豬肉、動物肝臟、牛奶、全麥麵包中也富含維他命Ｂ1。

■富含維他命Ｂ6的食物

全穀類和肉類食物是維他命Ｂ6的最佳來源。此外，馬鈴薯、高麗菜、動物肝臟、動物腎臟、豬肉、牛肉、雞蛋、牛奶、比目魚、黃豆及豆製品、花生、香蕉等食物中也含有較豐富的維他命Ｂ6。

好食配

旬食·宜食·當食

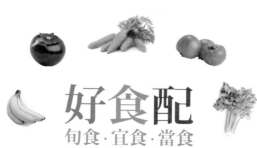

營養保健類藥物

維他命A

維他命A＋白酒＝傷肝
維他命A＋銀耳＝使維他命A的藥效喪失

維他命B2

維他命B2＋肥肉、動物油＝不利於維他命B2的吸收

維他命C

維他命C＋蝦＝易中毒
維他命C＋牛奶＝腹脹
維他命C＋動物肝臟＝降低維他命C的藥效

鈣片

鈣片＋菠菜＝妨礙鈣的吸收

中藥

人參

人參＋蘿蔔＝人參補氣，蘿蔔通氣
人參＋葡萄＝腹瀉
人參＋山楂＝影響吸收

太子參

太子參＋茶水＝降低太子參的滋補功效

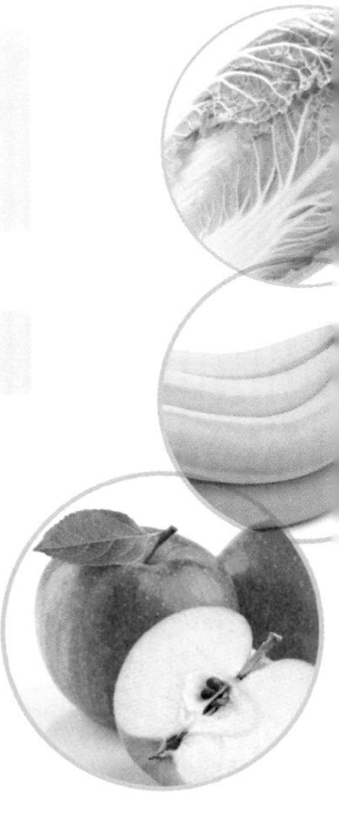

中藥

當歸

當歸＋麵條＝影響當歸藥效的發揮

甘草

甘草＋鯉魚＝肚子疼

甘草＋鯽魚＝降低鯽魚的營養價值

人參

人參＋蘿蔔＝人參補氣，蘿蔔通氣

人參＋葡萄＝腹瀉

人參＋山楂＝影響吸收

太子參

太子參＋茶水＝降低太子參的滋補功效

當歸

當歸＋麵條＝影響當歸藥效的發揮

甘草

甘草＋鯉魚＝肚子疼

甘草＋鯽魚＝降低鯽魚的營養價值

何首烏

何首烏＋紅蘿蔔＝降低何首烏的補益功效

何首烏＋豬血＝會發生化學反應，不利於身體健康

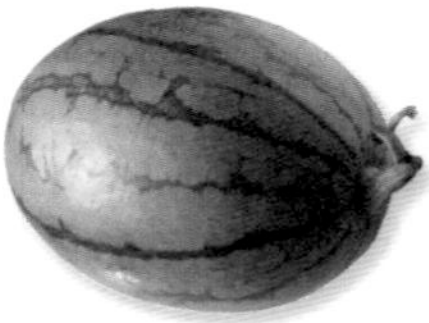
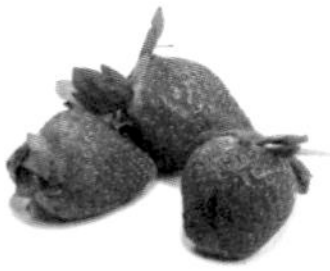
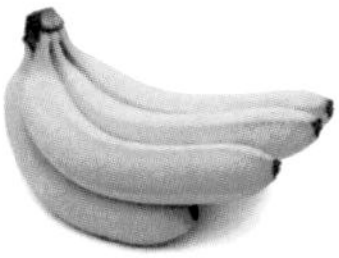
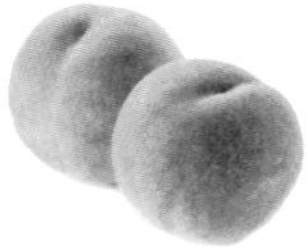

中藥

黃耆

黃耆＋白蘿蔔＝黃耆補氣，蘿蔔通氣

生地黃

生地黃＋蔥白、韭菜＝影響生地黃藥效的發揮

牡丹皮

牡丹皮＋大蒜＝降低牡丹皮的藥效

麥冬

麥冬＋鯽魚＝易中毒

黃連

黃連＋豬肉＝干擾藥物成分的吸收

枸杞

枸杞＋綠茶＝生成人體難以吸收的物質

白朮

白朮＋香菜＝出現咽痛等上火症狀

菊花

菊花＋芹菜＝刺激胃腸道

白果

白果＋鱔魚＝易引起中毒

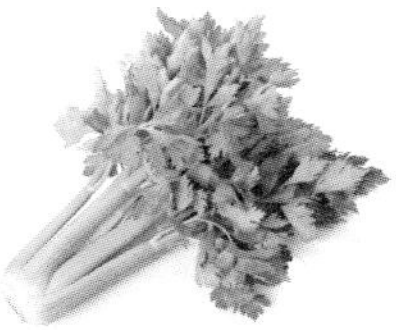
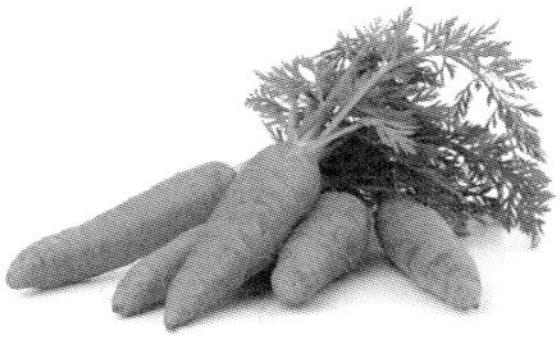
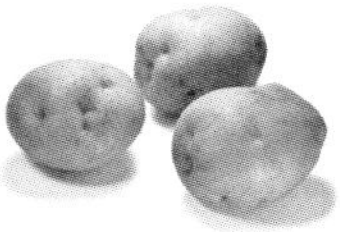
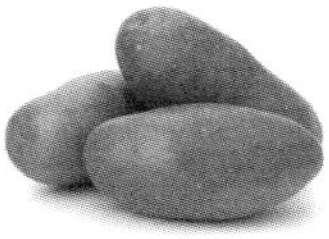

西藥

阿司匹林

阿司匹林＋酒＝刺激胃黏膜
阿司匹林＋茶水＝降低藥效
阿司匹林＋大蒜＝血液稀釋過度，易導致出血

止痛藥

止痛藥＋鹽醃菜＝形成致癌物

消炎痛

消炎痛＋酒＝刺激胃黏膜，易造成胃出血
消炎痛＋果汁＝胃痛

降血脂藥物

降血脂藥物＋動物油＝降低藥效

降壓藥

降壓藥＋柚子＝血液中藥物濃度過高，出現低血壓

撲熱息痛

撲熱息痛＋糖果＝影響退熱效果

布洛芬

布洛芬＋咖啡、可樂＝刺激胃黏膜，甚至誘發胃出血、胃穿孔

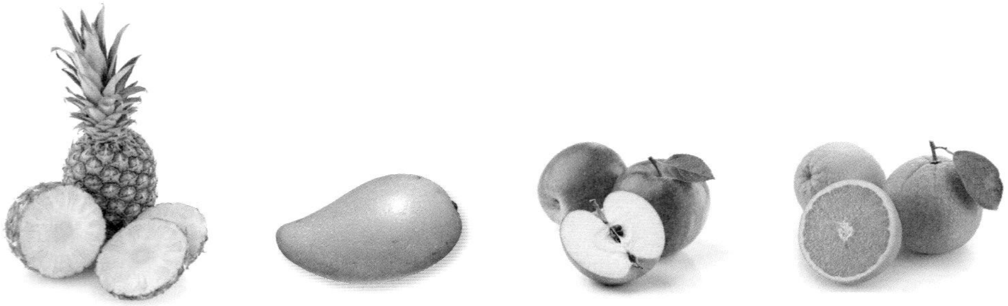

西藥

紅黴素

紅黴素＋醋＝酸鹼中和，影響藥物吸收

安定類藥物

安定類藥物＋酒＝暫時性健忘

止咳藥（含可待因）

止咳藥＋水產品＝頭痛、頭暈、噁心

止瀉藥

止瀉藥＋牛奶＝容易加重腹瀉

保鉀利尿劑

保鉀利尿劑＋香蕉＝鉀蓄積過量，出現肌肉無力、呼吸困難

抗過敏藥

抗過敏藥＋奶酪、肉製品＝誘發頭暈、頭痛、心慌等不適症狀

抗生素

抗生素＋牛奶、果汁＝降低藥效，增加藥物毒副作用

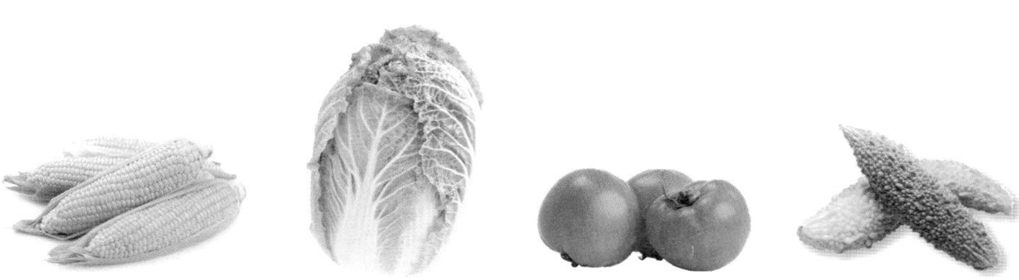

好食配：旬食、宜食、當食

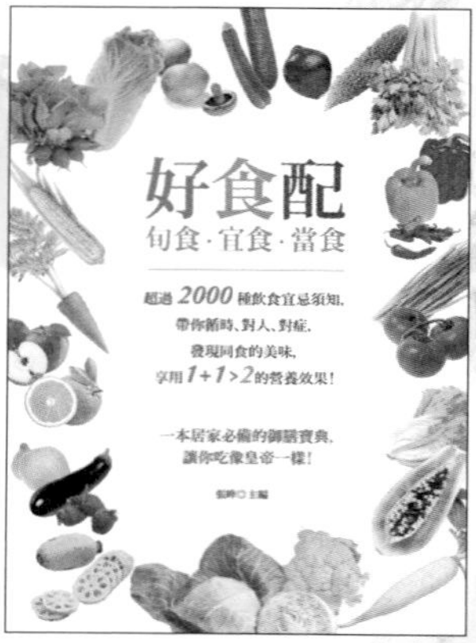

作　　者：張曄 主編

發 行 人：林敬彬
主　　編：楊安瑜
責任編輯：黃谷光
內頁編排：吳海妘（mikanheidi@gmail.com）
封面設計：葉秀蓁（獨眼貓設計工作室）

出　　版：大都會文化事業有限公司
發　　行：大都會文化事業有限公司
11051台北市信義區基隆路一段432號4樓之9
讀者服務專線：（02）27235216
讀者服務傳真：（02）27235220
電子郵件信箱：metro@ms21.hinet.net
網　　　址：www.metrobook.com.tw

郵政劃撥：14050529 大都會文化事業有限公司
出版日期：2014年09月初版一刷
定　　價：350元
ＩＳＢＮ：978-986-5719-22-7
書　　號：Health⁺60

4F-9, Double Hero Bldg., 432, Keelung Rd., Sec. 1,
Taipei 11051, Taiwan
Tel:+886-2-2723-5216　Fax:+886-2-2723-5220
E-mail:metro@ms21.hinet.net
Web-site:www.metrobook.com.tw

◎本書由吉林出版集團有限責任公司授權繁體字版之出版發行。
◎本書如有缺頁、破損、裝訂錯誤，請寄回本公司更換。

Cover Photography: fotolia/27402729, 68062067, 65041719, 55166219, 44182841, 68089886, 17921412, 34048024, 49620318, 27340300, 27341040, 64878790,3035734, 57641866, 54838306, 44344879, 48396521, 67654919, 59531491, 49006099.

Content Photography: All photos provided by Jilin Publishing Group, except some from fotolia/11387272, 41236618, 48601010, 49731194, 52608114, 54023537, 60979215, 62664989, and some share with cover photos.

國家圖書館出版品預行編目（CIP）資料

好食配：旬食・宜食・當食 / 張曄 主編 .
-- 初版 . -- 臺北市 : 大都會文化 , 2014.09
240 面 ; 23x17 公分 -
ISBN 978-986-5719-22-7 (平裝)
1. 健康飲食 2. 食療

411.3　　103013809

大都會文化　讀者服務卡

書名：好食配：旬食、宜食、當食

謝謝您選擇了這本書！期待您的支持與建議，讓我們能有更多聯繫與互動的機會。

日後您將可不定期收到本公司的新書資訊及特惠活動訊息。

A. 您在何時購得本書：＿＿＿＿年＿＿＿＿月＿＿＿＿日

B. 您在何處購得本書：＿＿＿＿＿＿書店（便利超商、量販店），位於＿＿＿＿（市、縣）

C. 您從哪裡得知本書的消息：1. □書店2. □報章雜誌3. □電台活動4. □網路資訊
5. □書籤宣傳品等6. □親友介紹7. □書評8. □其他＿＿＿＿＿＿＿＿

D. 您購買本書的動機：（可複選）1. □對主題和內容感興趣2. □工作需要3. □生活需要
4. □自我進修5. □內容為流行熱門話題6. □其他＿＿＿＿＿＿＿＿

E. 您最喜歡本書的：（可複選）1. □內容題材2. □字體大小3. □翻譯文筆4. □封面
5. □編排方式6. □其他＿＿＿＿＿＿＿＿

F. 您認為本書的封面：1. □非常出色2. □普通3. □毫不起眼4. □其他＿＿＿＿＿＿＿＿

G. 您認為本書的編排：1. □非常出色2. □普通3. □毫不起眼4. □其他＿＿＿＿＿＿＿＿

H. 您通常以哪些方式購書：（可複選）1. □逛書店2. □書展3. □劃撥郵購4. □團體訂購
5. □網路購書6. □其他＿＿＿＿＿＿＿＿

I. 您希望我們出版哪類書籍：（可複選）1. □旅遊2. □流行文化3. □生活休閒
4. □美容保養5. □散文小品6. □科學新知7. □藝術音樂8. □致富理財9. □工商管理
10. □科幻推理11. □史地類12. □勵志傳記13. □電影小說14. □語言學習（＿＿＿語）
15. □幽默諧趣16. □其他＿＿＿＿＿＿＿＿

J. 您對本書（系）的建議：＿＿＿＿＿＿＿＿＿＿＿＿＿＿＿＿

K. 您對本出版社的建議：＿＿＿＿＿＿＿＿＿＿＿＿＿＿＿＿

讀者小檔案

姓名：＿＿＿＿＿＿＿＿　性別：□男□女　生日：＿＿年＿＿月＿＿日

年齡：□20歲以下□20～30歲□31～40歲□41～50歲□50歲以上

職業：1. □學生2. □軍公教3. □大眾傳播4. □服務業5. □金融業6. □製造業
7. □資訊業8. □自由業9. □家管10. □退休11. □其他＿＿＿＿＿＿

學歷：□國小或以下□國中□高中／高職□大學／大專□研究所以上

通訊地址：＿＿＿＿＿＿＿＿＿＿＿＿＿＿＿＿

電話：（H）＿＿＿＿＿＿＿＿（O）＿＿＿＿＿＿＿＿　傳真：＿＿＿＿＿＿

行動電話：＿＿＿＿＿＿＿＿　E-Mail：＿＿＿＿＿＿＿＿

◎ 謝謝您購買本書，歡迎您上大都會文化網站（www.metrobook.com.tw）登錄會員，或至Facebook （www.facebook.com/metrobook2）為我們按個讚，您將不定期收到最新的圖書訊息與電子報。

好食配

旬食·宜食·當食

請沿虛線剪下，對折裝訂後寄回

北區郵政管理局
登記證北台字第9125號
免貼郵票

大都會文化事業有限公司

讀者服務部收

11051台北市基隆路一段432號4樓之9

寄回這張服務卡（免貼郵票）
您可以：
◎不定期收到最新出版訊息
◎參加各項回饋優惠活動

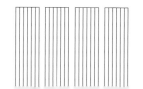

宜食之選

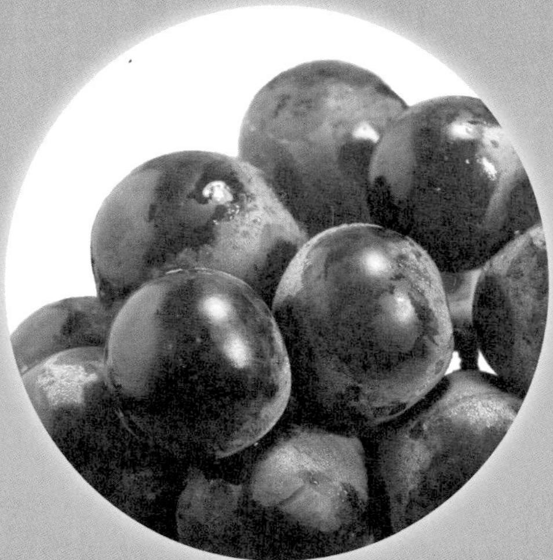

當食之要

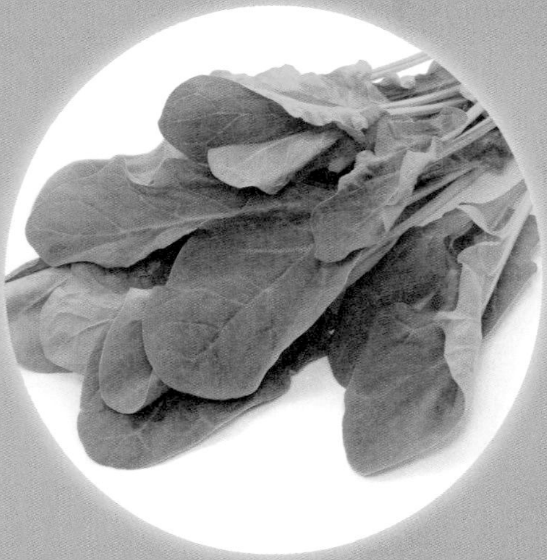

旬食之味

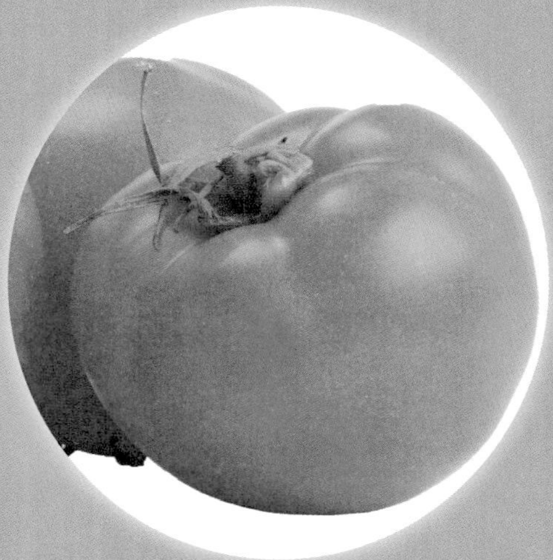

宜食之選

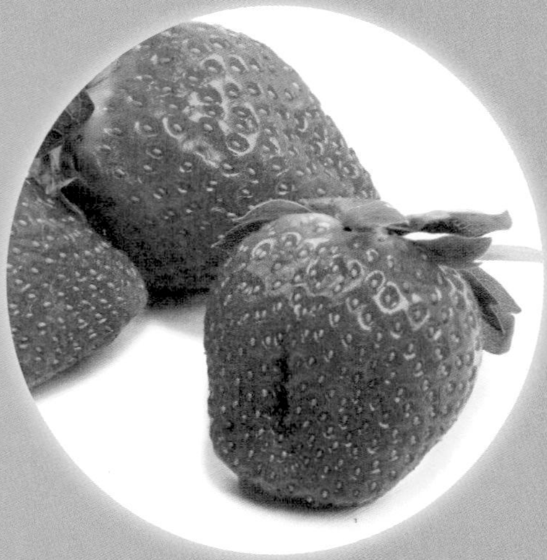